传承中医

造福人类

吕景山

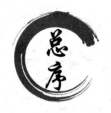

总序

　　中医药师承教育历史悠久，强调实践性，重视临床能力的培养，注重因材施教，在中医独特思维方法及中医临床技能传授等方面有显著的优越性。近年来，中医药事业得到了全社会的普遍关注，全国基层名中医工作室的建设也取得了重要成绩，为传承当代名老中医药专家学术思想和临床诊疗经验，发挥了积极作用。

　　山西是中医药文化的发源地之一，在中医史上曾涌现出许多著名医家。义姁，山西夏县人，是史书上记载的第一位女中医，所以被誉为"女医家第一人"，也被称作"大汉女国医"。鲍姑，山西长治人，是史书中记载的第一位女针灸医师，被称为"鲍仙姑"。王叔和，山西高平人，编撰了我国现存最早的脉学专著——《脉经》，影响深远，并首开整理编次《伤寒论》之先河，"仲景《伤寒论》得显于世，而不坠于地者，叔和之力也"（成无己语），于中医事业居功甚伟。傅山，山西太原人，明末清初著名思想家、书法家、医学家，有《傅青主女科》等著作传世，在当时被誉为"医圣"。近现代以来，山西中医取得了新的成绩，师怀堂新九针、焦顺发头针、吕景山对药对穴、谢锡亮灸法、薄智云腹针等新技术、新成果，对现代中医药发展产生了重要影响。

　　山西省针灸医院始建于1984年，2012年通过评审，成为全国首家三级甲等针灸专科医院。在传承"一大师两泰斗"学术思想的基础上，医院开设国医堂特色门诊；成立了国医大师吕景山传承工作室和山西中医药大学脑病学石学敏院士工作站；建立了新九针学术流派研究室、谢锡亮灸法研究室、头针康复训练研究室、贴敷研究室。多年来，山西省针灸医院一直承担山西省基层中医药传承的

全国基层名老中医经验集丛书

总主编　雷　鸣　郝重耀

山西卷

槐乡灵兰临证集要

——刘康宏临床经验集

主　编　刘康宏

副主编　刁银强　郭喜利

编　委　李　峰　韩雪丽　焦建明

　　　　王海岗　晋　娟　马主喜

　　　　冯书刚　杨天心　王长杰

　　　　彭　博

人民卫生出版社

图书在版编目（CIP）数据

槐乡灵兰临证集要：刘康宏临床经验集 / 刘康宏主编. -- 北京：人民卫生出版社，2019

（全国基层名老中医经验集丛书. 山西卷）

ISBN 978-7-117-28497-4

Ⅰ.①槐… Ⅱ.①刘… Ⅲ.①中医临床 – 经验 – 中国 – 现代　Ⅳ.① R249.7

中国版本图书馆 CIP 数据核字（2019）第 090104 号

| 人卫智网 | www.ipmph.com | 医学教育、学术、考试、健康，购书智慧智能综合服务平台 |
| 人卫官网 | www.pmph.com | 人卫官方资讯发布平台 |

槐乡灵兰临证集要
——刘康宏临床经验集

主　　编：刘康宏
出版发行：人民卫生出版社（中继线 010-59780011）
地　　址：北京市朝阳区潘家园南里 19 号
邮　　编：100021
E - mail：pmph @ pmph.com
购书热线：010-59787592　010-59787584　010-65264830
印　　刷：三河市潮河印业有限公司
经　　销：新华书店
开　　本：710×1000　1/16　印张：9　插页：8
字　　数：147 千字
版　　次：2019 年 7 月第 1 版　2019 年 7 月第 1 版第 1 次印刷
标准书号：ISBN 978-7-117-28497-4
定　　价：39.00 元

打击盗版举报电话：010-59787491　E-mail：WQ @ pmph.com
（凡属印装质量问题请与本社市场营销中心联系退换）

建设推广工作，为探索基层名老中医经验传承和基层中医药人才培养的有效方法和模式，于2015年受山西省中医药管理局的委托，开展了我省全国基层名老中医药专家传承工作室建设的督导工作，在项目规划、传承模式、整理方法等方面开展了扎实广泛的研究，并积极策划引领各工作室总结阶段性成果，整理出版学术专著，规模大，效果好，成绩显著。

　　本丛书体现了山西中医的丰厚底蕴，反映了山西基层名老中医的丰富经验，体现了山西中医工作者与时俱进奋发有为的工作风貌，也必将对中医事业的发展做出重要贡献。

山西省针灸医院

2019年3月

《全国基层名老中医经验集丛书·山西卷》丛书
编辑委员会

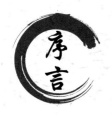

序言

　　我与刘康宏书记相识已有20余年,彼时,他先后在曲亭镇卫生院、马头乡卫生院从事临床、管理工作,一直勤奋善思、刻苦钻研,后调入洪洞县中医医院工作。回想多年来,他的人生事业堪称"双轨并行",一方面坚持临床,潜心学术,展中医药技术于槐乡大地,论述颇丰,成绩卓然,曾被评为洪洞县最佳医生、洪洞县名中医、国家基层名老中医药专家,在临床工作中也真正践行了大医精诚之医道,可称德医双馨;另兼作医院管理工作,可谓"专业无可挑剔,管理出类拔萃"。

　　2013年我出任县中医医院院长一职,我们成为一个班子的同事与益友,也是缘分不浅,2014年我院创建洪洞县名医堂,请刘康宏书记于名医堂坐诊。到2015年12月我院为刘康宏书记成立名中医工作室,并组建专业团队,整理他的临床经验,方便中青年医师学习。

　　今年年初,刘康宏书记倾30余年临床经验之心血,率多位高足撰写《槐乡灵兰临证集要》一书,盛情邀我作序,我思虑再三,反复拜读该书,在此说几句心得感悟。

　　《槐乡灵兰临证集要》共十章,既有博大精深的中医中药理论的挥斥方遒,又有指导临床实践的实操心悟。其中前两章为学术思想、心得体会,可开拓视野、启迪思维;第三、四章则旁征博引、探幽发微,将所学中医理论与临床实践结合,举出实例使读者一目了然,查找便捷;后六章则介绍传统中医内科各系疾病的病症特点和辨证论治经验。总之,这是一本便捷实用的中医临床专业书籍,本书出版也将极大地提高我院中医软实力。

洪洞县中医医院院长　田剑锋

2018年1月8日

主编简介

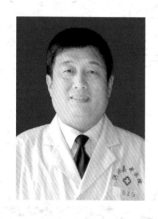

刘康宏，男，山西洪洞人，中共党员，大学本科学历，副主任医师，全国基层名老中医药专家传承指导老师，洪洞名医，洪洞县政协委员。刘康宏老师毕业于山西中医学院，又师从当地名老中医白新林老师，以"承古而不泥古，注重创新"为从医座右铭，任洪洞县中医医院书记及脾胃病学科带头人、洪洞县中医适宜技术专家指导组成员，曾获洪洞县优秀医生、洪洞县卫生先进工作者、洪洞县劳动模范称号。

刘康宏老师长期从事临床医疗、教学工作，大力倡导"能中不西"的原则，对内科疑难杂病尤其是脾胃病的辨证论治颇有研究，运用经方治疗脾胃病、哮喘、脱发、小儿遗尿、食管癌术后感染等病症效果良好。在治疗脾胃病中坚持寒温并用、升降同调、补泻兼施的治疗原则，并自拟"解郁安胃汤"治疗诸多脾胃病症，承古创新改良"泻心汤""理中汤""小建中汤""乌梅丸"治疗久治不愈之胃肠病症。曾主持市级课题"活血通络治痹症"；曾任《中华效方汇海》编委；发表《自拟"解郁安胃汤"治疗慢性胃炎 106 例疗效观察》《炙甘草汤治疗病窦综合征 8 例》《浅谈〈伤寒论〉之问诊》等多篇学术论文。

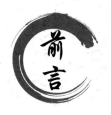

前言

　　我能够成为一名中医，是我一生最值得骄傲、自豪和深感幸运的事情。

　　本人1958年出生在一个农民家庭中，求学阶段正值"文革"，1976年"文革"结束时高中毕业。由于当时父亲为本村的"赤脚医生"，自己对病人和医学知识的接触相对于其他农村孩子较多一些，耳濡目染，时间一久，自己便对医学产生了浓厚的兴趣，尤其是感到针灸及中草药很是神奇。为此，1977年底恢复高考后，第一批选择并考入了山西省中医学校中医学专业，从此开始了我漫长的中医生涯。

　　纵观历史，哪里的名医多，哪里的中医就发达，哪里的民众对中医的认知度就高，应用就广泛。中医要发展，首先应该是传承，有经验的名医把其学术思想和临床经验毫无保留地传授给后辈，在此基础上再不断创新，中医才能发展。在当今时代，"读经典、做临床、跟名师"三者有机结合，是中医成才的基本道路，是提高中医人员素质，培养优秀中医的重要途径。

　　本人从事中医临床工作30余年，始终都在临床一线工作，并从事过中西医结合急诊工作5年余，回忆往昔，五味杂陈，感慨颇多。学好中医"跟名师"很重要，但"读经典、做临床"更重要。读经典可系统掌握各种中医学知识，诊病之时思路才能清晰，做临床能使所学知识得到实践，并能从中积累相当多经验，学习、实践、总结，再学习、再实践、再总结，二者有机结合，才能提升中医、发展中医，才能悟出中医之真谛，才能丰富中医内涵。

　　此书是我临床实践的部分记录和体会，有心公诸众好以供同道参考。由于本人才疏学浅，难免有不妥之处，敬请同仁斧正。如果对看到此书之同道能有些许裨益，实乃我之大幸也，本人将感到万分欣慰。

刘康宏

2018 年 1 月 6 日

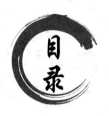目录

第一章
学术思想

《大医精诚》言医道是"至精至微之事"，习医之人必须"博极医源，精勤不倦"；《医门补要》记载"医贵乎精，学贵乎博；识贵乎卓，心贵乎虚；业贵乎专，言贵乎显；法贵乎活，方贵乎纯；治贵乎巧，效贵乎捷"。我从事临床工作30余年，对经典的研究从不放松，同时汲取百家所长，以期组方遣药，能更好地指导临床，提高临床疗效。

一、崇尚经典，传承中医

《素问·气交变大论》言"上知天文，下知地理，中知人事，可以长久"，学习中医需要掌握的知识很多，最开始最有说服力的就是学习古人之经典，因为经典具有典范性、标准性、指导性。这里所说的经典包括《黄帝内经》《伤寒论》《金匮要略》《温病条辨》，只有通过学习经典，我们方能深切理解"天人合一"，从整体把握中医的学习方向，夯实我们的中医基础理论知识，认识到天文、地理、物候、社会、环境、情绪等均可对人体生理产生影响，从而为临床辨证论治奠定基础，并进一步指导临床。当然我们所要学习的经典不止这四本，还有诸多古代医家的作品以及现代医家的著作。

我认为读经典是本，多临证是源，学习中医需要做到正本清源，学习中医的过程中，不仅要"熟读王叔和"，还要"临证多"；我在临床中也强调"能中不西"，所遇患者多采用中医中药进行治疗。同时在临床中也进行传统中医人才的培养，使更多年轻医生拥有传统中医思维。

二、注重后天，重视脾胃

《素问·灵兰秘典论》记载："脾胃者，仓廪之官，五味出焉。"《素问·经脉别论》记载："饮入于胃，游溢精气，上输于脾。脾气散精，上归于肺，通调水道，下输膀胱。水精四布，五经并行，合于四时五脏阴阳，揆度以为常也。"即饮食进入人体胃腑后，通过胃的腐熟，脾的运化，将水谷转化为精微，转化为气血津液，濡养五脏六腑、四肢百骸、筋骨皮毛。由此方知脾胃何以为土，长养万物。

《四圣心源》载："阴阳未判，一气混茫。气含阴阳，则有清浊，清升浊降，两仪分焉。清浊之间，是谓中气，中气者，阴阳升降之枢轴，所谓土也。水、火、金、木四象即阴阳之升降，阴阳即中气之浮沉。"指出土即中气之由来，言简意赅，明确脾胃为气机升降之枢，脾气升，则人体气机方升，胃气降则人体气机降。《素问·六微旨大论》言："出入废，则神机化灭，升降息，则气立孤危，故非出入，则无以生长壮老已，非升降，则无以生长化收藏。"故知脾与胃虽同属中土但亦有区别，脾主升清，胃主降浊，清即水谷之精微，浊即水谷吸收后的糟粕。而且脾为阴脏，喜燥恶湿；胃为阳土，喜润恶燥；二者相辅相成，构成表里关系。

仲景先师在《伤寒论》中提出"保胃气，存津液"之法则，并贯穿始终，有胃气则生，无胃气则死，留得一分津液，便有一分生机。笔者以为此处的胃气、津液便是中气的展现，故而要时刻顾护脾胃。

如今，随着农耕时代向工业、信息时代的转变，人类居住的社会环境、自然环境都发生了巨大的变化。如行为活动逐渐由户外转向室内，由独立劳作转为集体合作，饮食结构、作息习惯亦随之转变，肉、蛋、奶类等于东方人而言不易消化的食物在餐桌上的比例日益增加，睡眠时间逐渐缩短，进而影响、改变着疾病谱。于是，在 20 世纪 90 年代初，我们发现内科病中脾胃病很常见，少年食滞者多，中年人脾胃虚寒及肝郁气滞者多，老年人脾肾阳虚及中气不足者多，因此，在诊治脾胃病过程中便采用了寒温并用、升降同调、补泻兼施等治疗方法，应用泻心汤、理中汤、小建中汤、乌梅丸等经方，加以自拟"解郁安胃汤"诊治了很多脾胃病及一些久治不愈的胃肠疾病。

伴随社会环境进一步地改变，进入 21 世纪以来，我发现寒凝气滞证、脾胃虚寒证、脾肾阳虚证的患者在逐年增加，分析寒证多的原因主要有：追求时尚外伤寒凉、嗜食生冷寒凉、烦劳伤阳、睡眠不足、房劳伤肾、中医西化妄投寒凉、滥用激素和抗生素等。因此，应用散寒、温中、扶阳的药物随之增多，治疗脾胃病的效果中得以体现。

三、重视脾肾，振奋阳气

《素问·阴阳应象大论》："阴阳者，天地之道也，万物之纲纪，变化之父母，生杀之本始，神明之府也，治病必求于本"。治病必求于本，"本"为阴阳。阴阳这一朴素的哲学概念作为既对立又统一的矛盾存在于万事万物中，存在于一切事物的发展变化中。阴阳学说被广泛应用于中医学的各个方面。既可用以说明人体的组织结构、生理功能、病理变化，还可用于指导疾病的诊断及防治。故知晓阴阳，方可言医道。

然于阴阳之中，历代先师又有进一步的阐释，如《周易》："大哉乾元，万物资始，乃统天"；"至哉坤元，万物资生，乃顺承天"。《素问·生气通天论》载："阳气者，若天与日，失其所，则折寿而不彰，故天运当以日光明。"明·张景岳："阳之为义大矣。夫阴以阳为主，所关造化之源，而为性命之本者，惟斯而已。夫阳化气，阴成形，是形本属阴，而遍体之温者，阳气也；一息之存者，阳气也；五官五脏之神明不测者，阳气也。及其既死，则身冷如冰，灵觉尽灭，形固存，而气则去，此以阳脱在前，而阴留在后"（《类经》）。"天之运行，惟日为本……在于人者，亦惟此阳气为要"（《内经知要》）。明·周慎斋："人身以阳气为主，用药以扶阳为先"（《慎斋遗书》）。更有火神派鼻祖郑钦安认为，"人生立命全在坎中一阳""人身立命，就是这一个火字，火即气，气有余便是火，气不足便是寒"。

综上所述，故阴阳为万病之统纲，然在阴阳两纲中，却并非是等量齐观，而是以阳为主导，阳主阴从。人身立命在于阳，在于火。只有阳气致密于外，阴血才能固守于内，所谓"阳者阴之根"也，"有阳则生，无阳则死"。尤其肾阳，其为人身立命之根本，亦是判断疾病善恶转化的关键。由此，在临床治疗上，首重扶阳，遣方用药也多用附子、干姜、四逆汤等温热方药，其中的诊疗思路也逐步地转化到火神派的理论上来。

四、危急重症，回阳救逆

我反复研读《伤寒杂病论》，认为火神派理论在本质上与《伤寒杂病论》之三阴病相呼应。故将火神派理论揉合于六经辨证体系中，每于临床中遇到西医无力治疗的危急重症患者，无不心中惴惴，谨遵仲景先师之嘱，观其脉证，知犯何逆，随证治之，施以经方，多次挽回患者生命于危难之时。

火神派名家吴佩衡曾有一段话来描述重视肾阳的作用："世之患脾胃病，消化不良，或上吐下泻，以及痞满肿胀等证，虽属于后天脾胃之疾，而先天心肾之衰弱，实为主要原因。如只重视后天之调理，忘却先天心肾之关系，徒治其末，忽略其本，病轻或有效，病重则无益而有损"。笔者认为正邪交争，阳虚则成病，阳衰则病危。阳气为人身之根本，久病可伤阳气，且三阴病多死于亡阳，故在危急重症的临床用药中十分重视振奋阳气，其中包括先天之肾阳及后天脾胃之中阳，用药多以附子、细辛、肉桂、炮姜、高良姜等温热性药物为主，擅用麻黄细辛附子汤、四逆辈等，药虽少而效彰。

第二章
心得体会

我长期从事中医临床工作，最擅长运用中药治疗脾胃病、痹证、失眠等内科杂病，尤其在脾胃病诊治方面采用寒温并用、升降同调、攻补兼施等法，坚持倡导"能中不西"的原则，不断在临床工作中总结经验、探索临床辨证、用药思路。

一、有关用药规律的认识

在临床用药中我重视振奋阳气，先后天同调。

肾为先天之本，肾阳为一身阳气之根本，寄于下焦，肾阳充则一身五脏六腑有根；脾为后天之本，寄于中焦，可运化全身水谷精微与津液。现代人很多疾病都因于阳气不足，多由命门火衰，先天真阳受损，或后天脾胃受寒邪侵袭（滥用抗生素、熬夜、穿衣单薄、进食生冷等）导致。

临床中擅用附子、干姜、肉桂、细辛振奋阳气，治疗各种疑难杂症。附子辛、甘、大热之品，为回阳救逆之要药，在《本草正义》中记载"附子，本是辛温大热，其性善走，故为通行十二经纯阳之要药，外则达皮毛而解表寒，里则达下元而温痼冷，彻内彻外，凡三焦经络，诸脏诸腑，果有真寒，无可不治"。干姜辛热，可温中散寒、回阳通脉、温肺化饮，擅用干姜治疗脾胃虚寒证或外寒侵袭之实寒证。肉桂可补火助阳、散寒止痛、温经通脉，为治沉寒痼冷之要药，可大补命门相火、益阳治阴。细辛为辛、温之品，可散风祛寒、行水、开窍，用于外感伤寒头痛、痰饮咳喘、鼻渊等疾患；对于细辛用量，很多医家拘于"辛不过钱"之古训，根据本人临床经验，"辛不过钱"只是在散剂、喷剂中的用量，我认为在尊重《药典》的同时还要结合临床实际探索使用经验。

二、关于阴阳五行的关系

关于五行《尚书·洪范》记载"水曰润下，火曰炎上，木曰曲直，金曰从革，土爰稼穑"，如果将五行再分阴阳，应如何分析？在中医学中木曰曲直，代表万物生长，树木生长主干为直，属阳，但树木亦有分枝为阳中之阴。土与金相似，质地均重，可归为阴；水往下流，所以五行按大类分土、金、水属阴。而五行之火性，与其他四行有明显区别，木、土、金、水均属物质，放之坠落往下行走，唯火着时火苗向上、飞向上空，故见虚火上浮，火性炎上。在临床咽炎、乳蛾、面部痤疮等大多属虚火上炎之证，多用潜阳封髓丹以镇潜浮火。

三、有关疾病与阳气关系的分析

经过多年临床观察发现，患者多有午后诸症加重的现象，《灵枢·顺气一日分为四时》曰"夫百病者，多以旦慧、昼安、夕加、夜甚"，在《素问·生气通天论》中记载"故阳气者，一日而主外。平旦人气生，日中而阳气隆，日西而阳气已虚，气门乃闭"。即人身之阳气，白天主司体表，清晨阳气开始活跃，并趋向于外，中午阳气达到旺盛阶段，阳气盛则病邪退；下午体表阳气逐渐虚少，阳气虚则病气乘虚入侵，则诸病加重。

举例说明：如血虚而致闭经者，由于血源不足故当补益气血而充其源，无须用通药而经自来。又如肾阳虚衰，推动蒸化无力而致尿少、癃闭，当温补肾阳、蒸腾气化使尿液排出。再如脾气虚弱所致的脘腹胀满、纳差、大便不畅，应采用健脾益气类药物治疗，恢复正常的气机升降功能。

四、关于柴胡疏肝散与逍遥散之不同

柴胡疏肝散由柴胡、白芍、川芎、枳壳、陈皮、炙甘草、香附组成，该方主要用于肝气郁滞证；肝气郁结则疏泄功能失职，肝之疏泄不及则气机不畅，气滞则不能推动血行可见血瘀之象，故方用四逆散去枳实加陈皮、香附、枳壳、川芎以疏肝行气、活血止痛。

逍遥散由当归、白芍、柴胡、茯苓、白术、甘草、薄荷、生姜组成，该方主要用于肝郁血虚脾弱之证；肝气郁结，肝木失于调达，肝体失于柔和，肝为刚脏，体阴而藏血，肝体失于柔和则藏血功能不足致血虚；血虚不能滋养脾胃；且肝木克脾土，肝病易传于脾脏，最终出现肝郁脾虚证。方用柴胡使肝气调达，当归养血和血，白芍养血柔肝，白术、茯苓、甘草健脾益气；其中薄荷一味既可泻肺（金）之热，以防子盗母气，又为辛香之品有疏通作用；全方共奏疏肝解郁，养血健脾之效。

我认为男性属阳，侧重以气为主；女性属阴，侧重以血为主。此二方在临证中各有侧重，其中柴胡疏肝散以理气为主，主要用于男性气滞为主兼夹血瘀之象者，其中川芎为血中气药可行气活血；而逍遥散载于《太平惠民和剂局方》妇人诸疾门，以和血为主，主要用于女性肝气郁滞证，气机不畅则情绪不佳，承受力差，故用白芍养血柔肝；在《金匮要略》记载"见肝之病，知肝传脾，当先实脾"，方中用白术健脾达到治未病之目的。

五、有关于小半夏汤的应用

半夏为辛温、有毒之品，半夏可燥湿化痰、降逆止呕、消痞散结、消肿止痛；其中清半夏长于燥湿化痰，法半夏偏于燥湿和胃，姜半夏长于降逆止呕。本人在临床中常以小半夏汤加减治疗多例呕吐患者，效果很好。半夏之用，须从小量开始，效果不佳时可加大量至 30g。生姜亦如此，同时生姜亦可解半夏毒，也能降逆止呕，可用至 45～60g；加茯苓一味，名小半夏加茯苓汤，治疗呕吐效果良好，包括妊娠呕吐以及胃病、脑病等引起的呕吐都可用，且用之多效。茯苓须大量用至 60g，不效还可再加大量至 90～120g，加茯苓去饮之力更强。

六、有关麻黄细辛附子汤的认识

麻黄细辛附子汤出自《伤寒论》，曰"少阴病，始得之，反发热，脉沉者，麻黄细辛附子汤主之"；由麻黄（去节二两）、附子（炮、去皮、一枚破八片）、细辛（二两）组成；仲景用以治疗少阴感寒证（或称太少两感证），此方为扶阳解表散寒之剂，补散兼施。少阴病为阳气虚寒之证，若始得之而反发热，是兼有表证，因此需用温阳解表之法。麻黄细辛附子汤专为素体阳虚，复感风寒之证而设，使外感风寒之邪得以表散，在里之阳气得以维护。

陈修园在《长沙方歌括》中记载"麻黄二两细辛同，附子一枚力最雄，始得少阴反发热，脉沉的证奏奇功"。方中麻黄为君，善达肌表、开腠理、透毛窍，可发汗解表、逐邪外发；此外取其温通宣达之性，一定量麻黄可通肾阳、通达内外。然麻黄为发汗峻品，用于本证恐阳随汗泄而致亡阳，故臣用附子温肾助阳，鼓邪于外。附子为通行十二经纯阳之要药，国医大师郭诚杰亦表示附子可通行十二经：小剂量可补阳、助补气血；中剂量可通阳、以行气血；大剂量可散寒、通络化痰。由此君臣相合、相辅相成、相得益彰，为助阳解表最佳搭档。方中细辛为辛温之品，可散风祛寒、行水、开窍；用于外感伤寒头痛、痰饮咳喘、鼻渊等疾患。《伤寒来苏集》记载："风寒散而阳自归，精得藏而阴不扰"，方中细辛既能祛风散寒，资麻黄以解表，又可鼓动肾中真阳之气，助附子温里，通达内外为佐药。对于细辛用量，很多医家拘于"辛不过钱"之古训，根据本人临床经验，"辛不过钱"只是在散剂、喷剂中的用量。三药并用，使外感风寒之邪得以表散，在里之阳气得以维护，为治疗表里俱寒之典型方剂。

在 30 多年的临床实践中深刻领悟到此方之绝妙，从外感角度讲，有助阳解表之佳效，从内伤层面说，有温振阳气之大用。若用之得当，加减合理，可适用于内伤、外感、危急重症及皮肤、五官等多系统病变，真正体现了异病同治之法。

七、关于"塞因塞用"法治疗腹胀用药的分析

腹胀是腹部胀满之意，首先当分清是胃脘胀满还是大腹胀满。胃脘胀满主要是痞满，即胃脘痞塞胀满，触之无形，按之柔软，压之无痛，是一种常见的脾胃病症；多与脾、胃、肝有关，气机不畅、脾胃升降功能失司是关键。初期以邪实为主，如食滞气郁、湿邪中阻、湿热郁滞、肝气犯胃、寒热互结、寒凝气滞等；久则以虚实夹杂多见，如脾胃气虚运化无力、胃阴不足失于润降等。大腹胀满指胸与脐之间的腹部胀满，比之痞满范围较大较广（痞满位置在心窝或称胃脘部）。

根据腹胀时间可以判断腹胀的寒热虚实：如上午腹胀多为气滞、气滞湿阻、气郁化热；下午腹胀多为寒凝气滞、脾肾阳虚；夜间腹胀多为阳虚阴盛、寒凝气滞血瘀；餐后腹胀多为气虚气滞食积、中气不足；昼夜腹胀多为虚实夹杂、脾肾阳虚、气滞血瘀、水湿停聚，多为重症；感冒或热病后腹胀多为脾胃阳气受损、水谷失运、浊气壅滞所致。

"腹满时减，复如故，此为寒，当与温药"，在临床中我多责之于阳虚，阳气虚则推动无力，脏腑功能减退，致气机阻滞不通则腹胀。对于因虚所致腹胀，用"塞因塞用"之法，即使用补益药物治疗因虚而闭塞不通的真虚假实证，以求以补开塞的效果。对于因虚所致腹胀的治疗，多用补中益气汤加减或厚朴生姜半夏甘草人参汤。

补中益气汤原出自《内外伤辨惑论》，我多用此方加枳实、厚朴治疗脾虚之腹胀，以补中益气、升阳除胀，在此方基础上加用枳实30g、厚朴30g以健脾除满。枳实可破气消积、化痰除痞，在《本草纲目》中"枳实、枳壳，气味功用俱同……大抵其功皆能利气，气下则喘咳止，气行则痞胀消，气通则痛刺止，气利则厚重除"；厚朴可燥湿行气除中满。枳实、厚朴二药既可温中行气、消胀除满，又可使补中益气汤补而不滞，缓解甘腻之弊。

厚朴生姜半夏甘草人参汤出《金匮要略》，"发汗后，腹胀满者，厚朴生姜半夏甘草人参汤主之"。发汗后脾阳损伤，脾脏运化失职，气机阻滞，出现腹

胀病症。方中厚朴苦温，行气宽中；生姜、半夏降逆和胃、行气散结；人参、甘草温补脾气。

八、关于四逆汤的认识

四逆汤出自《伤寒杂病论》，由附子、干姜、炙甘草组成。其中附子温壮元阳、破散阴寒、回阳救逆，干姜温中散寒、助阳通脉，甘草益气补中同时缓附、姜峻烈之性。本方用药纯为辛热之品，真热假寒者当禁用。本方倍用干姜则为通脉四逆汤，可用于少阴病，阴盛格阳者；加人参为四逆加人参汤，可用于阳衰气脱之证；加葱白为白通汤，可破阴回阳、宣通上下，治疗少阴病阴盛戴阳证。

清代医家郑钦安《医理真传》记载，"四逆汤一方，乃回阳之主方也，世多畏惧，尤不知仲景立法之意也……细思此方，既能回阳，则凡世之一切阳虚阴盛者，皆可服也，何必定要见以上病形而始放胆用之？未免不知几也。夫知几者，一见是阳虚症即用此方，在分量轻重上斟酌，预为防止，方不致酿成纯阴无阳之候也。酿成纯阴无阳之候，吾恐立方之意固善，而追之不及，反为庸庸者所怪也。怪者何？怪医生之误用姜、附，而不知用姜、附之不早也。仲景虽未一一指陈，凡属阳虚之人，亦当以此法投之，未为不可。所可奇者，姜附草三味即能起死回生，实有令人难尽信者。余亦始怪之，而终信之。信者何？信仲景之用姜、附而有深意也。故古人云：热不过附子。可知附子是一团烈火也。凡人一身全赖一团真火，真火欲绝，故病见纯阴，仲景深通造化之微，知附子之力能补先天欲绝之真火种，用之以为君。又虑群阴阻塞不能直入根蒂，故佐以干姜之辛温而散，以为前驱，荡尽阴邪，迎阳归舍，火种复兴，而性命立复，故曰回阳。阳气即回，若无土覆之，光焰易熄，虽生不永，故继以甘草之甘，以缓其正气。缓者，即伏之之意也。真火伏藏，命根永固，又得重生也，此方胡可忽视哉"。再思考郑钦安在分量轻重上的斟酌，予以重剂量四逆汤，才可救回将亡之阳气。

在临床中我认为一般阳虚患者均可首选四逆汤使用，患者脏腑功能较弱、活力不足，出现乏力嗜卧、欲寐等表现只要见舌淡苔白、脉弱均可使用四逆汤，但剂量宜小，如制附子 10g、干姜 6g、炙甘草 6g 即可。但若遇阳衰阴盛、正气上浮、虚阳外越或急诊常见危急重症，可视病情大剂量使用，如制附子

30～100g、干姜 30～60g、炙甘草 30～60g，方能回阳救逆，以阳消阴，引火归元，使阴平阳秘，挽救垂危。

九、关于"寒热并用"三方的体悟

寒热并用法在治疗上属于和法范畴，和法系中医治疗八法之一，我在临床中寒热并用主要有三方：潜阳封髓汤、半夏泻心汤和乌梅丸，此三方主要是调和脏腑寒热、调整阴阳，以使躯体阴阳、寒热相对平衡，以达到祛病之目的。三方的应用部位各有偏重：潜阳封髓汤主要用于上焦之病；半夏泻心汤主要用于中焦之病；乌梅丸主要用于下焦之病。

（一）潜阳封髓汤

潜阳封髓汤由《医理真传》之潜阳丹变化而来，由炙龟板、干姜、制附子、肉桂、砂仁、黄柏组成，可滋阴潜阳、导龙入海；其中干姜、制附子、肉桂扶阳抑阴，使阴阳得以平衡；炙龟板、黄柏滋阴潜阳，导火下行，使上浮之真火得以归元；砂仁一则调理脾胃，一则使浮火下潜，共奏扶阳抑阴、导火下行之效。

常用此方治疗痤疮，如局部红肿可加败酱草活血清热、消肿散结；如局部有脓点说明湿瘀明显可加薏苡仁、皂角刺以祛湿清热、活血化瘀；此方还可治疗唇炎、口疮、咽炎、眼疾、耳病及颈项部肿胀疼痛、咽痒、咳嗽（无论有痰无痰均可）、慢性鼻炎、颈部淋巴结肿大、头面部毛囊炎、鼻出血、牙龈肿痛、牙龈出血及口腔黏膜溃疡等颈部以上可辨证为虚热上炎的病症，对一般上焦之火热症（除外感外）均有良效，对素体阳虚而现上焦火热之症效更奇特。对一般上焦之火热症属于"虚火上浮"或"正气上浮"，阳虚表现（如手足厥冷）不很突出，此时干姜、制附子量可用至 15g，肉桂 6g，若阳虚症明显（四肢厥逆等）的上焦火热症，则可辨为真寒假热证，此时干姜、制附子用量可达 30g 左右，则效更佳。在使用中根据临床辨证，可加黄柏清虚热、解毒；加夏枯草、败酱草清热解毒、消肿散结；加丹参、赤芍、王不留行活血化瘀、祛瘀生新。

（二）半夏泻心汤

半夏泻心汤出自仲景《伤寒论》，为少阳证误下成痞而设，由半夏、黄芩、干姜、人参、黄连、大枣、甘草组成。主要用于寒热互结之痞症，心下痞但满而不痛，或呕吐，肠鸣下利，舌苔腻而微黄。其中半夏散结除痞又善降逆止呕，干姜温中散寒，黄芩、黄连泻热开痞，上四味为伍，具有寒热平调、辛开苦降之用。人参、大枣甘温益气，以补脾虚为佐药，甘草补脾和中，调和诸药。全方寒热互用以和阴阳，苦辛并进以调升降，补泻兼施，以顾虚实，使寒祛热清，升降复常，则痞满可除、呕利自愈。

本方虽为痞症而设，但临床加减使用范围更广泛，用于中焦脾胃诸症，颇有良效。本方加减常用于慢性胃炎、胃溃疡、十二指肠溃疡、胆汁反流性胃炎等脾胃病。这些病大多升降失调、寒热错杂、气机不畅，多出现胃脘不适、痞满、烧心、反酸、疼痛、呕恶等症，临床根据病情可适当加入吴茱萸、砂仁、海螵蛸、川厚朴、木香、醋元胡等效果很好。如患者胃脘隐痛，喜温喜按，便溏，畏寒肢冷，口淡不渴，苔白脉沉细则知中焦虚寒（寒象明显而无热象）则可用理中丸；对于寒热不明显的脾胃病亦可用半夏泻心汤而取效。对于妊娠恶阻，如属脾胃虚弱、肝胃不和用本方加入砂仁、柿蒂、陈皮、枳壳、生姜则呕恶很快可以治愈（方中因有半夏，中病即止）。本方去黄芩，加桂枝、黄连则为黄连汤，可用于上热下寒证，胸中有热，胃中有寒气，腹中痛，欲呕吐者。也可用于脾胃虚寒，而兼有口苦、口干之上热下寒证，此种上热下寒之脾胃病最为多见，此方用之多效。

（三）乌梅丸

乌梅丸出自《伤寒论》，由乌梅、细辛、干姜、黄连、附子、当归、黄柏、桂枝、人参、蜀椒组成。可温脏安蛔，主治脏寒蛔厥症，见脘腹阵痛，烦闷呕吐，时发时止，得食则吐，甚则吐蛔手足厥冷。其中附子、干姜、桂枝、细辛、蜀椒辛热通阳；乌梅酸敛益阴；黄连、黄柏苦寒清热；当归、人参补益气血。

本方并不是只能用来治疗蛔厥症，它是一首治疗阳虚火郁的方剂，是寒热并用的方剂，蛔厥者烦，从火、从热，系寒热错杂证，故用乌梅丸治疗，条文后"又主久利"四字说明此当与蛔厥、脏寒有相同病机——"寒热错杂"，亦当于厥阴病提纲"厥阴之为病，消渴，气上撞心，心中疼热……"病机相同。肝在下焦，厥阴的实质是肝阳虚形成的"寒热错杂"，临床上肝阳不足引起下焦寒热错杂症均可用乌梅丸治疗，如腹痛、呕逆、肝气上冲之烘热以及久泻久痢等症。此外，还用于西医所说的慢性菌痢、慢性胃肠炎、结肠炎、溃疡性结肠炎等病。寒重者可减黄连、黄柏用量；虚寒者可加用附子、干姜用量；伴呕吐者可加吴茱萸、生姜、柿蒂等；腹泻甚者加炒白术、茯苓。

十、治疗感冒体悟

感冒是普通人很常见的疾病，由肺卫失和引起，在临床实践中，常有感冒患者，依据本地气候特点，参考我院名老中医孔祝三先生用药理念，将感冒一病除书本上的证型外，根据临床表现分为三型。

①一型：以发热、恶寒、骨节酸痛、全身不适为主者。

②二型：以鼻塞、流涕、喷嚏、头痛、发热、恶风寒等以鼻咽眼部症状为主。

③三型：以恶寒、乏力、食少为主者。

其中一型、二型多见于中青年体质较好者；三型多见于年迈体弱者。

针对各型患者，我根据临床经验自拟三个经验方：

①刘氏消感Ⅰ号方，具体用药：荆芥穗、防风、羌活、柴胡、黄芩、金银花、生地、枳壳、泽泻、甘草、生姜、砂仁，以散寒清里为主要目的。

②刘氏消感Ⅱ号方，具体用药：苍耳子、辛夷、白芷、桔梗、黄芩、金银花、生地、枳壳、甘草、生姜，以宣肺解表清热为主要目的。

③刘氏消感Ⅲ号方，具体用药：麻黄、细辛、附子、白芷、荆芥穗、砂仁、甘草，以扶正祛邪解表为主要功效。

临床常用刘氏消感Ⅰ号方治疗一型感冒，Ⅱ号方治疗二型感冒，Ⅲ号方治疗三型感冒；如果一、二型症状同时出现则可Ⅰ、Ⅱ号方合用，但应注意治疗感冒时年轻体壮者解表发汗药量可重一些，而年老体弱者用量一定要小之又小，70岁以上老年人不要发汗，必以扶正为主，发汗则可亡阴亡阳，要人性命，切记！切记！

第三章
经方医案

我长期从事临床工作，坚持"能中不西"的治病原则，每遇病患，都细细查看舌苔、脉象，详细询问病史，从望、闻、问、切四诊，仔细分析辨证；平素擅用经方治疗各种疾病，认为对于经方而言只要是方证对应就是秘方。在临证用方中，尽量用药精专，以达到最佳效果。现就临床工作中所遇部分病例进行总结分析，具体如下文所述。

一、桂枝加葛根汤医案（眉棱骨痛）

　　某女，62岁，洪洞赵城人，2015年8月19日初诊。

　　主诉：右眉棱骨痛1月，伴颈项强，偶有出汗就诊，患者未诉其余特殊不适。舌淡苔白，脉浮缓。

　　辨证：邪入阳明之头痛。

　　处方：桂枝 12g　　白芍 12g　　葛根 15g　　白芷 10g
　　　　　炙甘草 6g　　生姜 15g　　大枣 10g

　　　　　　　　　　　　　　　　　　　　　3剂，每日一剂，水煎服。

　　二诊（2015年8月22日）：患者服药三剂后诸症状均明显改善，效不更方，续予前药5剂，以善其后。

　　按语：患者眉棱骨痛为阳明经病变，风寒之邪侵袭阳明经脉，经气不利，不通则痛；颈项强、偶有出汗为太阳中风营卫不合兼经脉不利之象，治以调和营卫、解肌止痉，予以桂枝加葛根汤。《伤寒论》记载"太阳病，项背强几几，反汗出恶风者，桂枝加葛根汤主之。"以桂枝汤解表调和营卫，解肌祛风，解经脉气血之凝滞；加葛根宣经络之气、缓经脉之拘挛；患者为阳明经头痛，加白芷以引药入经且散阳明风寒之邪、祛风止痛；全方标本兼顾、配伍严谨，用药精当。

二、桂枝加龙骨牡蛎汤医案（多汗）

　　某男，65岁，洪洞城内人，2016年3月15日初诊。

　　主诉：出汗多6月余。

　　病史：半年前无明显原因不时出汗，起初认为是感冒未在意，但这半年来症状未见缓解、反逐渐加重，尤以吃饭时甚，后几经治疗效果欠佳，遂前来就诊。查体：汗出较多，面色淡红，精神佳，纳食可，二便正常，舌质淡红，苔薄白，脉缓。

辨证：营卫不和、卫表不固。

处方：桂枝 9g　　白芍 9g　　生龙骨 30g　　生牡蛎 30g

　　　炙甘草 6g　　生姜 10g　　大枣 15g

5 剂，每日一剂，水煎服。

患者服药三剂后告知出汗明显减少，五剂后告知已基本不出汗。

按语：患者汗出较多、脉缓均为营卫不和、卫表不固之象，治以调和营卫、固表止汗，予以桂枝加龙骨牡蛎汤。以桂枝汤调和营卫，加龙骨、牡蛎敛汗，同时潜纳浮越之阳气。桂枝加龙骨牡蛎汤出自《金匮要略》："夫失精家，少腹弦急，阴头寒，目眩发落，脉极虚芤迟，为清谷亡血，失精。脉得诸芤动微紧，男子失精，女子梦交，桂枝加龙骨牡蛎汤主之"，在临床中该方亦可用于遗精、遗尿等症，不仅用于汗证，只要细细辨证，理通则可收良效。

三、桂枝加附子汤医案（多汗）

某女，48 岁，洪洞城内人，2016 年 11 月 5 日初诊。

主诉：出汗多半月。

病史：患者 20 天前感冒，伴头闷痛、鼻塞、轻微咳嗽，自服感冒药后诸症消失；但半月来不时出汗，未见好转，遂来就诊。查体：汗出较多，背部恶寒，舌淡红，苔白润，脉缓，余无异常。

辨证：卫阳不足之自汗证。

处方：桂枝 10g　　白芍 15g　　制附子 6g　　炙甘草 6g

　　　生姜 15g　　大枣 10g

5 剂，每日一剂，水煎服。

二诊（2016 年 11 月 20 日）：患者回复服上药后自汗症状消失，因出差未能及时复诊，此次前来希望能继续服药调理身体。

按语：患者感冒期间自行服药发汗太过，卫阳已伤，故辨证为卫阳不足之证，应予以桂枝加附子汤。《伤寒论》云"太阳病，发汗，遂漏不止，其人恶风，小便难，四肢微急，难以屈伸者，桂枝加附子汤主之"，以桂枝汤调和营卫，使营卫调和；加用附子以扶损伤之卫阳，全方配伍严谨使卫阳得复、自汗亦除。

四、柴胡桂枝汤医案（头晕）

某男，44 岁，洪洞明姜人，2016 年 12 月 11 日初诊。

主诉：头晕 10 余天。

病史：诉头晕 10 余天，鼻塞、微恶寒、肢节烦疼，发病前 40 天曾感冒，自服药物（不详）后缓解。平素胃脘不适（下午为甚），舌淡苔白，脉浮。

辨证：太少合病之眩晕。

处方：柴胡 15g　　　桂枝 6g　　　半夏 10g　　　人参 8g

　　　白芍 6g　　　　干姜 10g　　　黄芩 10g　　　苍耳子 10g

　　　白芷 6g　　　　砂仁 12g　　　炙甘草 6g

　　　　　　　　　　　　　　　　　5 剂，每日一剂，水煎服。

二诊（2016 年 12 月 18 日）：患者服药后头晕、鼻塞、恶寒、肢节烦疼症状减轻，但下午时胃脘不适只是稍有减轻，患者症状虽有改善，但不尽如人意，故需调整用量。

辨证：太少合病。

处方：柴胡 10g　　　桂枝 6g　　　半夏 15g　　　人参 10g

　　　白芍 6g　　　　干姜 25g　　　黄芩 6g　　　　苍耳子 6g

　　　白芷 6g　　　　砂仁 15g　　　炙甘草 6g

　　　　　　　　　　　　　　　　　5 剂，每日一剂，水煎服。

按语：患者微恶寒、肢节烦疼为太阳表证未解，头晕、胃脘不适（下午为甚基于"夫百病者，多以旦慧、昼安、夕加、夜甚"，人体平旦而阳气始生，日中而阳气盛，过日中而阴气始生，下午为阳中之阴，阴气生而病气胜，故见下午甚）为表证未解而邪气初入少阳之势，治以：在外辛散解肌、调和营卫，在内清火疏郁、和解少阳。柴胡桂枝汤实为小柴胡汤加桂枝汤，以桂枝汤解表调和营卫，小柴胡汤和解少阳之枢机不利，患者胃脘不适加砂仁理气和胃，干姜温补中焦、温胃散寒，表证未解加用苍耳子、白芷解表、宣肺、通窍。

五、桂枝汤加味医案（遗尿）

某男，13 岁，初一学生，2015 年 3 月初诊。

主诉：遗尿 10 余年。

病史：家属代诉该小儿自幼遗尿，体质较弱，10 岁前较频繁，10 岁后稍减轻，但每夜都尿床。上小学时在家里住，每天晒被褥，虽经治疗无效，但也无妨，但因上初一后需住校，每天遗尿，孩子和家长都无法接受，于是前来就诊。查体：精神较差，常有自汗，晚上常处于深睡眠状态，呼之、拍打均不醒，舌淡苔薄白微腻，脉细而弱。

辨证：营卫不和，肾阳不足，痰蒙清窍。

处方：桂枝 6g　　　白芍 6g　　　生龙骨 20g　　　菟丝子 15g
　　　益智仁 10g　　仙灵脾 6g　　石菖蒲 6g　　　麻黄 3g
　　　生姜 4 片　　　大枣 4 枚

5 剂，每日一剂，水煎服。

二诊：家属诉说，自服第一付药开始这 5 天均未尿床，精神有明显好转，效不更方，原法续进，再进 5 剂以巩固疗效，痊愈。

按语：《伤寒论》54 条云："病人脏无他病，时发热自汗出而不愈者，此营卫不和也，先其时发汗则愈，宜桂枝汤。"中医理论认为汗尿同源，尿多则汗少，汗多则尿少，患者素体较弱，先天不足，睡沉难醒，有痰蒙清窍之疑，综合诸多因素，以桂枝汤调和营卫，菟丝子、仙灵脾温补肾阳，龙骨、益智仁固肾缩尿，再合以石菖蒲豁痰开窍醒神，麻黄宣肺利水，疏通阳气，诸药合用，恰中病机，故收良效。

六、芍药甘草汤医案（肌肉痉挛）

某女，70 岁，洪洞县辛村人，2016 年 10 月 9 日初诊。

主诉：双小腿抽筋 1 月余。

病史：夜间发作频繁，遇寒加重，得暖则舒，自服钙片无效，舌淡红，苔薄白，脉细。

辨证：血虚寒凝、血不养筋之挛急证。

处方：白芍 35g　　　炙甘草 20g　　　制附子 15g

7 剂，每日一剂，水煎服。

患者服用 2 剂后症状明显减轻，再进 5 剂以巩固疗效。

按语：患者老年女性，阴血已亏，舌淡红、苔薄白、脉细均为血虚之象；小腿抽筋为血虚寒凝、血不养筋之挛急。治以温经散寒、养血柔筋，予以芍药甘草汤加附子。《伤寒论》记载"伤寒脉浮，自汗出，小便数，心烦，微恶寒，脚挛急……若厥愈，足温者，更作芍药甘草汤与之，其脚自伸"；故予以芍药甘草汤加附子，方中白芍可理气活血，通顺血脉，同时芍药入肝经，而肝主宗筋、主束骨利机关，可引药直达病所；甘草味甘可缓急，其气平入肺，金生水，而肝主筋、肾主骨，故可使筋骨健；患者腿抽筋夜间发作频繁，遇寒加重，故予以制附子以温阳散寒。该方药味虽少，但药不在多而在精。

七、大柴胡汤医案（咳喘）

患者郝某，女，59岁，农民，曲亭镇师村人，2016年8月9日初诊。

主诉：咳嗽、气喘，喉间时有哮鸣音10余年，加重1月。

病史：患者于10余年前因感冒后咳嗽、气喘，经治后留有咳嗽、气喘等证，后诊断为慢性支气管炎，逐渐发展为肺气肿，症状时轻时重至今，1月前因着凉而诸症加重。查体：咳喘、咳吐黏白痰，胸胁胀满，时有呕吐、心烦、心下满痛，便秘（3～4天一次），口微苦，舌苔微黄，脉弦数有力。

辨证：二阳合病（既有少阳郁热又有阳明里实），肺失宣降。

处方：柴胡24g　　黄芩10g　　白芍10g　　半夏12g

枳实10g　　大黄6g　　杏仁6g　　川厚朴12g

生姜15g　　大枣10g

3剂，每日一剂，水煎服。

二诊（2016年8月12日）：服药3剂后气喘及胸脘满痛等症明显减轻，大便两次，粪质变软，患者喜笑颜开，再以上方5剂，咳痰喘基本消失，胸腹大便正常，嘱冬季服膏方以固其本。

按语：《伤寒论》大柴胡汤主治：103条"呕不止，心下急，郁郁微烦者"，136条"伤寒十余日，热结在里，复往来寒热者"，165条"伤寒发热，汗出不解，心下痞硬，呕吐而下利者"。至于喘证病因《黄帝内经》论述较多，如《灵枢·本脏》曰"肺高则上气，肩息咳"。《黄帝内经》认为咳喘以肺、肾为主要病变脏器。而《丹溪心法》则曰："六淫七情之所感伤，饱食动作、脏气不和，呼吸之息不得宣畅而为喘急。亦有脾肾俱虚体弱之人，皆能发喘"，认识到内伤、外感、饮食所伤、体弱者皆可为喘证病因。该患者虽哮喘，但四诊时，发现其有口苦、胸满、呕吐、心烦、心下痛、便秘等，既有少阳郁热、又有阳明里实，二阳合病，治当"和解少阳、内泻热结、宣肺平喘"，方用大柴胡汤加减。况且中医认为肺与大肠相表里，若大肠燥气太过，则可影响肺气宣降；肺失宣降可影响大肠传导。诊治时完全不按内科喘证证型考虑，故以大柴胡汤加味，以和解少阳、内泻热结、宣肺平喘，切中病机，而收良效。

八、当归四逆汤医案（痛经）

患者女，19 岁，2017 年 3 月 18 日初诊。

主诉：痛经 1 年。

病史：患者自 1 年前生气后开始每次月经前、经期少腹疼痛，喜暖喜按，月经常推后、手足冷，舌淡苔白，脉细弦。

辨证：血虚寒凝气滞证。

处方：

当归 12g	白芍 12g	细辛 6g	桂枝 15g
通草 6g	吴萸子 10g	木香 10g	香附 15g
醋元胡 15g	炙甘草 10g		

7 剂，每日一剂，水煎服。

患者诉药后再次行经时已无疼痛，手足冷明显好转，嘱患者下次行经前 5 天再次就诊，以巩固疗效。

按语：患者少腹疼痛、喜暖、手足冷均为血虚寒凝、经脉阻滞不通之象；患者营血虚少、冲任不足、血海不能按时满溢故月经推后；肝气不疏、气机郁滞，不通则痛，患者因生气起病、脉弦均为气滞之象。《伤寒论》51 条云"手足厥寒，脉细欲绝者，当归四逆汤主之"，当归四逆汤本用于《伤寒论》厥阴病中，当归养血活血，桂枝、芍药调和营卫，细辛温经通末，通草通经活络，炙甘草益中气、助营血，木香、香附疏肝行气止痛，吴萸子温经止痛，醋元胡活血行气止痛。诸药配伍，共奏温经散寒、养血通脉之效。

九、当归四逆加吴茱萸生姜汤医案（脱发）

患者女，36 岁，洪洞城内人，2016 年 4 月 11 日初诊。

主诉：脱发半年余。

病史：半年来头发脱落越来越多，梳头、洗头更加明显，发展至今不敢多梳头、洗头。经外洗、内服中药及养血生发胶囊治疗无效。查体：患者瘦长面白，神情忧伤，精神不振，头顶发稀，胃脘不适，食欲不振，饮食喜热恶冷，偶尔泛吐清水，手足厥冷，口不渴，每次月经量少、腹痛难忍，舌淡苔白，脉沉细。

辨证：血虚寒凝。

处方：当归 12g　　赤芍 10g　　白芍 10g　　细辛 10g

桂枝 12g　　通草 6g　　吴茱子 10g　　炮姜 10g

丹参 15g　　生姜 20g　　大枣 10g

5 剂，每日一剂，水煎服。

二诊（2016 年 4 月 18 日）：服药后，精神明显好转，胃脘已舒，食欲增加，手足微温，落发减少。再以原方加黑附子 10g 服药 20 余剂，脱发已基本控制，腹部舒坦，手足变暖，此次月经未有痛经，脉已转平和。再嘱其服药 14 剂以巩固疗效。

按：《伤寒论》51 条云"手足厥寒，脉细欲绝者，当归四逆汤主之"，52 条云"若其人内有久寒者，宜当归四逆加吴茱萸生姜汤"。脱发一般分虚实两种，虚者与肾虚精血不足或脾虚血亏有关；实者多与肝郁、湿热、瘀血、风邪有关。此例患者虽以脱发就诊，但其食少、胃脘不适、饮食喜热恶凉，口不渴，手足厥冷、痛经、脉沉细，一派血虚寒凝之象，脱发也与血不养发关系密切，故以温经散寒、养血通脉之当归四逆加吴茱萸生姜汤加味而获良效。其中当归养血活血，赤芍、丹参入血分活血通络，桂枝、细辛、炮姜、吴茱子温阳散寒，通草通经活络，炙甘草益中气、助营血。

十、射干麻黄汤医案（过敏性哮喘）

患者朱某，女性，县政府某局干部，2017 年 9 月 6 日初诊。

主诉：过敏性哮喘 10 余年，加重 2 年。

病史：患者 10 余年前无明显原因每日早起即出现打喷嚏、流涕、胸闷、咳嗽等症状，过半小时至一小时后可缓解，经多方治疗无明显效果，近 2 年来症状逐渐加重，经山东、太原、北京等大医院诊断为：过敏性哮喘伴阻塞性肺气肿，且治疗未见明显好转。刻诊：患者面色较暗，口唇发绀，咳嗽气喘、喉间痰鸣，吐白沫痰，动则气喘更甚，夜间不能平卧，手足不温，舌暗苔白，脉细弱。

辨证：痰饮客肺、肺失宣降、痰郁阻络。

处方：射干 15g　　麻黄 12g　　干姜 24g　　细辛 10g

半夏 12g　　紫菀 12g　　款冬花 12g　　五味子 10g

地龙 10g　　党参 20g　　补骨脂 15g　　生姜 15g
大枣 12g

7 剂，每日一剂，水煎服。

二诊（2017 年 9 月 14 日）：药后患者面色较前红润，口唇发绀减轻，喘及痰鸣已去十之七八，再以原方加减 30 余剂，患者面色、口唇转红，已无痰鸣及喘息，活动后已无喘息等症，已如常人，且手足转温，舌质舌苔均转正常。患者一再要求多服中药几十剂以巩固疗效，遂以射干麻黄汤原方加党参、干姜以善其后。嘱患者观察明年是否还有发作，如无发作即为治愈。

按语：过敏性哮喘亦为常见病，多发人群多为儿童，中青年也可发病。本人在临床上治疗本病有较深的体会：①本病一般为顽症，治疗要有耐心，要给患者讲清楚疗程要长；②辨证治疗常用小青龙汤或射干麻黄汤，表证明显用前者，表证不明显用后者；③用射干麻黄汤，细辛温肺化痰用量要大些，一般 10 ~ 12g 即有明显效果，6g 以下则效不显；同时加用干姜温肺暖中，还降咳逆，用量一般达 20 ~ 30g，再就是对病久肾虚者加用补骨脂以温肾纳气，唇紫、舌暗、喉间痰鸣可加用地龙平喘通络、止痉，但因其性寒，量不宜大，一般 6 ~ 10g 即可。如动则气喘更甚，在补肾的基础上可加用潞党参以补气，用量一般 15 ~ 30g，这样的用量及配伍则效果更佳。

十一、桂枝芍药知母汤医案（强直性脊柱炎）

患者张某，男，39 岁，赵城镇人，2014 年 12 月 8 日初诊。

主诉：全身关节疼痛 1 年余，加重 1 月余。

病史：患者于 1 年多前因淋小雨着凉，而出现全身关节烦痛不适，当时以感冒治之，但久治不愈，后又出现腰骶部及颈肩部疼痛，先后在地区医院及省级医院诊治，诊断为"强直性脊柱炎"，服止痛药后始能缓解，但疼痛始终不能解除，不能外出打工，影响了一家人生活，遂来我处就诊。刻诊：颈部、腰骶部重痛，四肢关节均有不同程度的疼痛，遇风寒加重，晨起上、下肢微有僵硬感，舌淡苔白，脉弦。

辨证：风寒湿邪阻滞经脉。

处方：桂枝 25g　　白芍 25g　　知母 6g　　麻黄 12g
　　　白术 20g　　干姜 20g　　制附子 10g　　狗脊 15g

防风 15g　　　葛根 20g　　　姜黄 12g　　　砂仁 15g

炙甘草 10g

10 剂，每日一剂，水煎服。

二诊（2014 年 12 月 20 日）：患者服药 10 剂后，颈部及上肢关节疼痛稍有减轻，但腰骶部及下肢关节仍如原状，舌脉如前。

处方：桂枝 30g　　　白芍 30g　　　知母 10g　　　麻黄 12g

白术 20g　　　干姜 30g　　　制附子 10g　　　姜黄 12g

葛根 20g　　　丹参 30g　　　当归 12g　　　牛膝 30g

川断 20g　　　砂仁 15g　　　炙甘草 10g

20 剂，日一剂，水煎服。

三诊（2015 年 1 月 19 日）：服上药 20 剂后，颈肩及四肢关节已基本无疼痛之感，每遇风寒则微有不适，舌淡苔白，脉不紧而反沉缓。

处方：桂枝 30g　　　白芍 30g　　　知母 10g　　　麻黄 15g

防风 15g　　　白术 20g　　　干姜 30g　　　制附子 10g

狗脊 15g　　　桑寄生 30g　　　川断 20g　　　炒杜仲 15g

牛膝 30g　　　云苓 30g　　　砂仁 15g　　　炙甘草 10g

30 剂，每日一剂，水煎服。

药后全身关节疼痛全部消失，腰骶部也无任何感觉，活动自如，无晨僵，遇风寒也无不适。2015 年 3 月 30 日再予第三诊方 20 剂以善其后，至此患者已去北京打工，随访半年无任何不适。2016 年春节回来又予上方 20 剂，以备不时之用。

按语：强直性脊柱炎我认为当属于中医"大偻"病范畴，多因先天肾气不足或大病之后，四肢百骸滋长匮乏，卫外不固，复受风寒湿邪侵袭所致。桂枝芍药知母汤出自《金匮要略》"诸肢节疼痛，身体尪羸，脚肿如脱，头眩短气，温温欲吐，桂枝芍药知母汤主之"，可祛风除湿、通阳散寒，佐以清热，主治诸肢节疼痛，身体尪羸，脚肿如脱，头眩短气，温温欲吐者。初看对该病不甚对证，细细思考，对诸肢节疼痛、历节风等再合适不过了；以桂枝、麻黄祛风通阳，附子温经散寒止痛，白术、防风除湿祛风，生姜祛风和胃，甘草和胃调中；本证虽不见热象但仍用知母、白芍，是因温阳散寒之药力过大，需防有阳燥之气。本病就标本而言，风寒湿邪阻滞经络所致诸关节疼痛当为标，而肾阳肾气不足乃属根本，故前 10 剂以桂枝芍药知母汤加葛根、姜黄、金毛狗脊等以祛风散寒治标为主。二诊时根据病情以祛风寒为主，兼以补骨壮腰。三诊以后则以补肾气、壮肾阳为主，兼以祛风散寒除湿。总之在整个诊治过程中温阳散寒药用的较多，以先祛寒湿之邪，用补肾之药志在温肾强骨而治本，应用本方加减治疗此类病时，常用加减如下：上肢、肩、肘关节疼痛加羌活、片姜黄；颈部疼痛加葛根；背痛加金毛狗脊；腰骶部痛加寄生、川断、炒杜仲、巴戟天；双下肢关节疼痛加牛膝、独活、威灵仙；遇寒疼痛者加桂枝、附子、干姜；日久瘀血者加当归、丹参、桃仁；一般均加砂仁以引气护胃。

十二、麻黄细辛附子汤医案（音哑、疲乏、恶寒发热、过敏性鼻炎、长期发热）

[案 1]

郭某，女，46 岁，农民，2010 年 11 月 10 日初诊。

主诉：声音嘶哑半月余。

病史：患者于 1 月前患感冒，而出现发热、恶寒、头痛、身痛等表证，经中西医治疗而诸症减轻，于两周前晨起出现声音嘶哑，言语无声，遂来就诊。查体：形盛神衰，疲倦，面色晦暗，言语无声，笔诉恶寒、舌质淡，苔白润，脉沉微紧。

辨证：寒邪由太阳直达少阴，肺气郁闭，肾阳受损。

处方：麻黄 10g   细辛 10g   制附子 30g^{先煎1小时}   桂枝 10g
　　　杏仁 10g   砂仁 15g   生姜 50g

　　　　　　　　　　　　　　　　　　　3 剂，每日 1 剂，水煎服。

药后电话随访，患者语声恢复，精神饮食正常。

按语：肺主气，肾主纳气，二者均与发音有关，喉为肺系之门户，少阴肾经循喉咙，至舌根。所谓暴哑是突然发生失音，即言语无声，此乃大寒直犯肺肾，上壅窍隧，下闭肾气而致。治当宣肺温肾，故可用麻黄细辛附子汤加味，麻黄为君，善达肌表、开腠理、透毛窍，可发汗解表、逐邪外发，此外取其温通宣达之性；附子小剂量可补阳、助补气血，中剂量可通阳、以行气血，大剂量可散寒、通络化痰，二药相辅相成、相得益彰，为助阳解表最佳搭档。细辛为辛温之品，可散风祛寒、行水、开窍温肾助阳，细辛协二药辛通上下，合用则宣上温下，开窍启闭；加用桂枝、杏仁增强宣肺之功，砂仁、生姜可顾护中焦。

[案2]

赵某，女，45岁，2011年12月11日初诊。

主诉：疲乏1月。

病史：近一月来精神欠佳，疲乏，常卧床在家，昨日外出，自觉受凉，自服"氨咖黄敏胶囊"，恶寒渐而加重，前来就诊。诊见：患者精神欠佳，恶寒、头痛、食少，舌淡苔薄白，脉沉细。

辨证：太阳少阴合病，治当助阳解表。

处方：麻黄6g　　　　细辛6g　　　　制附子10g　　砂仁6g

3剂，每日1剂，水煎服。

患者服药2剂后电话告知已痊愈。

按语：方中麻黄外解表寒，附子温补肾阳，细辛则以其气味辛温走窜，既能佐附子温经补阳，又能佐麻黄解表散寒，三药相合于温阳之中寓有解表，解表中又有温补；砂仁辛香温散，入脾胃经，可健脾和胃消滞，此外砂仁亦可助阳。对于易感冒、流涕、喷嚏诸症患者，可使用麻黄、细辛、制附子各6g，加用术、草等品顾护正气。

[案3]

刘某，男，55岁，2013年7月11日初诊。

主诉：恶寒、发热10天，患者10天前因发热、恶寒、鼻塞、咽痛，前往县医院输液（以抗生素为主）治疗，8天后发热、咽痛等症状消失，但恶寒、乏力、嗜睡加重，只欲卧床，不想活动，遂前来就诊，诊时舌质淡，苔薄白，脉细无力。

辨证：阳气大衰。

处方：麻黄6g　　　　细辛6g　　　　制附子6g　　　菟丝子10g
炒杜仲10g

3剂，每日1剂，水煎服。

3剂药后患者反馈：恶寒祛除，体力如前，生活如常。

按语：患者外感后经西医以抗生素为主药物治疗，出现乏力、嗜睡、不欲活动，且脉细无力，此为外证虽去，但阳气大衰之象。方中以麻黄祛在表之余邪；细辛温阳解表散寒；附子温肾助阳；菟丝子、炒杜仲均为甘温之品，归肾经均可温补肾之元阳，以资先天之精。

[案4]

焦某，女，56岁，2014年5月9日初诊。

主诉：反复鼻流清涕、喷嚏1月。

病史：患者1月前开始鼻流清涕、打喷嚏，经西医反复治疗时好时坏，后经介绍来我处就诊。诊见：鼻流清涕、喷嚏连连，时有鼻塞、鼻痒，舌淡苔薄白，脉沉。

辨证：太少合病。

处方：
麻黄6g	附子6g	细辛6g	苍耳子10g
辛夷6g	白芷6g	砂仁6g	炙甘草6g

3剂，每日1剂，水煎服。

二诊（2014年5月12日）：药后患者症状明显减轻；效不更方，原方续服10剂，患者症状消失。

按语：西医称该病为过敏性鼻炎，常见症状：清水鼻涕不断，喷嚏连连，畏寒肢冷，冬季尤甚，脉多沉细，临床亦有相关报道，我认为此证多有寒热之分，临床上以寒证多见（如上述症），多有感冒病史，也较为难治。肺主一身之皮毛，开窍于鼻，太阳为六经之藩篱，主卫外，太阳受邪，久治未解，耗伤卫阳渐及肾阳，阳虚阴盛，肺窍失灵，表里同病，如郑钦安所云"此非外感之邪，乃先天真阳之气不足以上，而不能统摄在上之津液故也"。故可用麻黄细辛附子汤加温肾助阳之品，宣肺温肾，效若桴鼓。该方以麻黄细辛附子汤化裁，既温少阴之经，又可发太阳之表，表里同治；苍耳子散升清阳、降浊阴、开鼻窍；加砂仁温阳，散寒邪；全方共奏温经散寒、开窍启闭之效。

[案5]

李某，女，63岁，退休教师，2015年7月9日初诊。

主诉：发热2月余。

病史：患者2个月前无明显诱因出现体温升高（体温38.2～38.6℃），曾经中西医治疗无效。后经太原、北京等大医院检查未见异常，不予用药，而就诊于我处。刻诊：日晡发热，恶寒倦卧，不思饮食，口干欲热饮，面色较暗，舌质淡，苔润滑，脉沉细，发热之时较数。再查所用方药，有温阳之四逆汤，有清热解表之剂，也有滋阴清热之青蒿鳖甲之类，皆无效。

辨证：太少两感之证。

处方：麻黄 10g　　　细辛 10g　　　制附子 30g^{先煎 1 小时}

3 剂，每日 1 剂，水煎服。

二诊（2015 年 7 月 12 日）：服 2 剂药后热已退，微有恶寒，精神明显好转，3 剂后恶寒也除，遂以小剂量四逆汤加消食开胃之品以善其后。

按语：长期发热，证有多端，精妙之处在于辨证，不可一见发热就清热解毒或滋阴清热，应据脉症而施治，此例患者发热时间较长，属太少两感之证，但用清热之剂使阳气更伤；复用四逆汤温阳而不解表，也未取效；故用扶阳、助阳以解表，则效更彰。

十三、半夏泻心汤合丹参饮医案（胃脘痛）

郭某，男，49 岁，2016 年 3 月初诊。

主诉：间断胃脘疼痛 10 年，加重伴烧心 20 天。

病史：偶有针刺样疼痛，反酸，烧心，夜间甚，胸中烦热、口苦、口干，食冷、甜之品则胃脘疼痛加重，舌暗苔黄厚腻，脉弦无力。

辨证：上热下寒（寒多热少）兼有血瘀。

处方：黄芩 6g　　　黄连 6g　　　半夏 12g　　　干姜 30g

　　　人参 6g　　　白蔻仁 6g　　　吴茱萸 10g　　　丹参 15g

　　　木香 10g　　　砂仁 12g　　　炙甘草 6g　　　乌贼骨 30g

5 剂，每日 1 剂，水煎服。

按语：患者久病，胃脘疼痛，遇寒加重为下寒表现，患者胸中烦热、口苦、口干、烧心为上热表现；且患者久病，针刺样疼痛，夜间为甚，为久病多瘀之象；故诊断为上热下寒（寒多热少）兼有血瘀。治以清上温下，通络止痛，予以半夏泻心汤以寒温并用，因热象较轻故以少量黄芩、黄连清热，以大量干姜温中散寒，以半夏降逆止呕，人参补中益气，吴茱萸、砂仁、木香、白蔻仁温中行气，丹参活血化瘀，乌贼骨散寒抑酸止痛，炙甘草调和诸药。

十四、小陷胸汤医案（胃脘痛）

某女，44岁，2017年5月29日初诊。

主诉：胃脘部疼痛1年，加重1月。

病史：患者1年前饮食不洁出现胃脘部疼痛，经治疗症状好转，但时有发作，1月前感冒后经治疗感冒症状好转但上述症状加重。诊见：剑突下疼痛，按之痛甚，咽中异物感，无恶心、呕吐、反酸等症状，两颧及鼻部发红，小便黄，大便干，舌红苔黄，脉弦滑。

辨证：痰热互结之证。

处方：黄连6g 半夏15g 瓜蒌粉15g

5剂，每日1剂，水煎服。

二诊（2017年5月29日）：药后患者诉症状明显减轻，效不更方，续予以前药以巩固疗效。

按语：患者因饮食不洁发病，饮食不洁易生痰生热，两颧及鼻部发红、小便黄、大便干均为热象，咽中异物感、舌红苔黄、脉弦滑为痰热互结表现，故诊为痰热互结证。《伤寒论》曰："小结胸病，正在心下，按之则痛，脉浮滑者，小陷胸汤主之"。小陷胸汤适用于痰热互结于心下，按之疼痛，脉浮滑者。本例患者亦为痰热互结，虽未见心下痞硬、脉浮之象，但刘老师认为只要辨证准确、虽临床表现不尽相同，但辨证相同亦可用此方。黄连为苦寒之药可清泄心下之热；半夏可化痰散结；瓜蒌粉清热、涤痰、散结；三药合用共奏辛开苦降、化痰散结之力。

十五、桂枝茯苓丸医案（卵巢囊肿）

郭某，女性，45岁，洪洞堤村人，2017年6月11日初诊。

病史：月经周期延后半年，经量少、色淡、有血块，少腹胀痛，四肢冷，伴头晕、头痛，无恶心、呕吐等症状，舌淡苔白，脉无力，二便正常。曾行妇科彩超示：卵巢囊肿。

辨证：阳虚血滞。

处方：桂枝15g 茯苓30g 丹皮10g 赤芍15g

    桃仁30g 橘核15g 荔枝核15g 王不留行30g

    红花10g 制附子10g 砂仁15g 焦山楂30g

炙甘草 10g

　　　　　　　　　　　　　　　　　　10 剂，每日 1 剂，水煎服。

　　二诊（2017 年 6 月 21 日）：患者服药后曾行一次月经，经量较前增多，已无血块，头晕好转。

　　处方：桂枝 15g　　　　茯苓 30g　　　　丹皮 10g　　　　赤芍 15g

　　　　　桃仁 30g　　　　橘核 15g　　　　荔枝核 15g　　　王不留行 30g

　　　　　红花 10g　　　　麻仁 20g　　　　炙甘草 10g

　　　　　　　　　　　　　　　　　　5 剂，每日 1 剂，水煎服。

　　药后患者复查妇科彩超示：卵巢囊肿已消失。

　　按语：《素问·上古天真论》"女子七岁，肾气盛，齿更发长……六七，三阳脉衰，面始焦，发始白；七七，任脉虚，太冲脉衰少，天癸竭，地道不通，故形坏而无子也"；患者年过六七三阳脉衰，阳气不足则不能温养胞宫，故月经延后、月经量少；不能温煦四末则四肢冷；阳虚致清阳不升则头晕、头痛；阳气不足推动血行无力则血行受阻致瘀滞，故见月经有块、少腹胀痛、卵巢囊肿等症状，卵巢囊肿在中医归为癥瘕，为气机阻滞、瘀血内结所致。予以桂枝茯苓丸以消瘀化癥，桂枝味辛，散气分之结、化血分之瘀；赤芍和营调血；丹皮、桃仁活血化瘀；茯苓健脾利水；加用王不留行、红花、焦山楂活血；橘核、荔枝核行气消胀；制附子温阳通络；炙甘草调和诸药。10 剂药后患者诸症减轻，而大便干，故二诊时去辛温燥烈之附子，加用麻仁润肠通便。

十六、半夏泻心汤医案（胆汁反流性胃炎、胃肠炎）

　　半夏泻心汤出自张仲景《伤寒杂病论》，为少阳证误下致"痞"而设。组成：半夏（半升）12g，黄芩、干姜、人参（各三两）各 9g，黄连（一两）3g，炙甘草（三两）9g，大枣（十二枚）20g。本人在临床实践中，以此方为基础，临证加减，治疗湿热积滞于肠胃，或寒热错杂、脾胃升降功能失调而引起的胃脘痛、呕吐、泄泻、痞满等多种胃肠道疾病，疗效较为满意。对于西医所诊断的慢性胃炎、萎缩性胃炎、反流性胃炎、食道炎、胃十二指肠溃疡、急性肠炎、消化不良等多种消化系统疾病均有很好的疗效。现举例如下。

　　[案 1]

　　郝某，男，40 岁，2017 年 9 月 10 日初诊。

主诉：反复胃脘胀痛，伴心下烧灼感 1 年余，加重 10 天。

病史：患者 1 年前因感冒曾服大量消炎药，感冒愈后开始有胃脘胀满，时有口苦及胃脘部烧灼感，服拉唑类药可暂时缓解，稍有心情不舒则胀满加重，经胃镜检查确诊为"胆汁反流性胃炎"。刻诊：患者消瘦，精神不振，口苦，嗳气，胃脘胀满，偶有疼痛，时有烧灼感，稍进生冷则胀痛加剧，甚则呕吐，舌质淡，舌胖有齿痕，苔薄黄微腻，脉弦细。

辨证：脾虚肝郁、寒热错杂。

处方：姜半夏 12g　　　干姜 15g　　　黄芩 9g　　　黄连 6g
　　　党参 15g　　　枳壳 10g　　　川朴 10g　　　吴茱萸 6g
　　　海螵蛸 20g　　　山楂 12g　　　炙甘草 6g

7 剂，每日 1 剂，水煎服。

二诊（2017 年 9 月 18 日）：服药 7 剂后，胃脘胀痛、烧灼感明显缓解，守方加减服药 24 剂，诸症全消，胃脘舒畅，精神大振，11 月上旬复查，仅显示轻度浅表胃炎。

[案 2]

何某，女，39 岁，1986 年 9 月 21 日初诊。

主诉：腹泻 5 年，患者消瘦乏力，素因贪凉饮冷而致腹泻 5 年未愈，腹泻时发，日 3 ～ 9 次不等，心下痞满，肠鸣，泻前腹痛，舌红苔微黄，脉弦细。

辨证：寒热错杂。

处方：法半夏 12g　　　人参 10g　　　黄芩 10g　　　黄连 6g
　　　干姜 15g　　　炒白术 24g　　　茯苓 30g　　　醋元胡 10g
　　　炙甘草 6g

7 剂，日 1 剂，水煎服。

二诊（1986 年 9 月 28 日）：患者诉服药 3 剂诸症减轻，继续予以前方 5 剂，患者共服用 12 剂而愈。

[案 3]

杨某，女，36 岁，农民。1996 年 9 月 15 日初诊。

主诉：恶心、呕吐、大便泄泻 1 周。

病史：患者于 1 周前突然出现恶心、呕吐，大便泄泻为水样便，在当地卫生院诊为"急性胃肠炎"，予以西药及输液治疗，药后缓解。就诊前一日，因饮食稍冷，病情又突然加重，恶心、呕吐、脘腹胀满，不能进食，夜间呕吐2次，就诊当日晨起腹泻如水样1次就诊急诊科。刻诊：痛苦病容，呕恶频作，口干，渴不欲饮水，舌质红，苔白腻，脉濡细。

辨证：湿热积滞，脾胃升降失和。

处方：姜半夏15g　　黄芩10g　　　黄连6g　　　党参10g

　　　干姜6g　　　茯苓30g　　　藿香15g　　　焦三仙各10g

　　　薏苡仁20g

3剂，每日1剂，水煎服，忌食生冷油腻。

药后诸症明显减轻，唯胃脘仍有痞满，原方加陈皮、枳壳，再3剂而愈。

按语：《伤寒论》："伤寒五六日，呕而发热者，柴胡汤证具，而以他药下之，柴胡证仍在者，复与柴胡汤。此虽已下之，不为逆，必蒸蒸而振，却发热汗出而解。若心下满而硬痛者，此为结胸也，大陷胸汤主之。但满而不痛者，此为痞，柴胡不中与之，宜半夏泻心汤。"《金匮要略》："呕而肠鸣，心下痞者，半夏泻心汤主之。"半夏为君，散结除痞，又善降逆止呕。臣以干姜之辛热以温中散寒，芩、连之苦寒以泄热。四味具有寒热平调，辛开苦降之用。参、枣甘温益气，以补脾虚，为佐药。甘草为使，补脾和中而调诸药。全方寒热互用，以和其阴阳，苦辛并进以调升降，补泻兼施以顾其虚实，是为本方的配伍特点。使寒祛热清，升降平复，则痞满可除、呕利自愈。痞满重者加川朴，湿盛腹胀者可去甘草、大枣，加枳壳、川朴，呕吐甚者可重用生姜易干姜，大便泄泻甚者加白术、茯苓，苔黄腻、大便不畅者加熟大黄，咽痛充血、胸闷身热者可加山栀、连翘，胃脘胀而痛甚者加川楝子、醋元胡。

十七、黄芪桂枝五物汤医案（左下肢溃疡）

患者汤某，男性，53岁，2011年9月26日初诊。

病史：左下肢溃疡伴流浊水半年余，每逢感受风寒或天气寒冷潮湿时局部不适加重。患者半年前因冠心病在北京某三甲医院行心脏冠脉搭桥术，在左下肢胫骨中段内侧取血管移植，术后心脏冠脉供血基本正常，但下肢取血管处却长期不能愈合，并形成溃疡，不断有浑浊渗出物流出，先后三次去北京诊治未能愈合，甚为痛苦。刻诊：左下肢胫骨中段内侧约直径1cm溃疡，颜色发暗，不断有浑浊渗液，四肢不温，疲倦乏力，舌质淡红，苔薄白，脉弱无力。

辨证：气虚血弱，寒湿阻络。

处方：黄芪45g 　桂枝30g 　白芍15g 　当归15g

鸡血藤30g 　干姜10g 　制附子10g 　生姜10g

大枣10g

3剂，每日1剂，水煎服。

二诊（2011年9月30日）：药后患处颜色由暗转红，有新生肉芽组织，渗出物减少，四肢有所转温，全身疲乏明显好转，说明药已中病，效不更方，再服3剂而愈，患者全家皆大欢喜。

按语：黄芪桂枝五物汤出自《金匮要略》，"夫尊荣人骨弱肌肤盛，重因疲劳汗出，卧不时动摇，加被微风，遂得之。但以脉自微涩，在寸口、关上小紧，宜针引阳气，令脉和紧去则愈。血痹阴阳俱微，寸口关上微，尺中小紧，外证身体不仁，如风痹状，黄芪桂枝五物汤主之"。该方由黄芪、桂枝、芍药、生姜、大枣组成，功能益气温经、和血通痹，主治血痹、肌肤麻木不仁，脉微涩而紧者。本案患者由于术后身体虚弱，气血不足，同时患者平素就可能是阳虚阴盛之体，阳虚、气虚而血行不畅而滞，这即是冠心病发病原因之一，又是下肢溃疡长期不愈之主因，故治疗当温阳益气、散寒通经，标本兼治，缺一不可。依据本方组成：黄芪为君补益在表之卫气，充肌肤，温分肉；桂枝通阳、解肌祛风；黄芪桂枝同用，固表而不留邪、补中有通；芍药敛阴和营除血痹，使营阴充足，血脉通行；生姜、大枣调和营卫；加当归、鸡血藤加大补血活血、祛腐生肌之力，又加干姜、制附子（合甘草为四逆汤）以温阳散寒、扶正祛邪。本患者虽不是血痹之证，但应用本方加减亦可标本兼顾，且切中病机，故而很快痊愈。这也是中医异病同治之法，是经方应用之发挥。

附Ⅰ：潜阳封髓汤医案（痤疮、咳嗽）

[案1]

某男，17岁，2016年8月17日初诊。

主诉：面部红疹1年就诊。

症见：红疹突出于皮肤，满布于眼睑至下颌部，额头有少许，红疹顶部有脓点，根部较深，色暗红，患者手足不温，淡红舌，花斑苔，纳眠可，二便正常。

辨证：虚火上浮之痤疮。

处方：炙龟板 10g　　干姜 20g　　制附子 15g　　肉桂 6g

　　　砂仁 20g　　黄柏 10g　　薏苡仁 30g　　皂刺 15g

　　　赤芍 15g　　丹参 15g　　夏枯草 15g　　王不留行 15g

　　　炙甘草 10g

7 剂，每日 1 剂，水煎服。

二诊（2016 年 8 月 25 日）：患者面部红疹已无脓点，颜色转为鲜红，淡红舌，花斑苔；原方基础加用丹参至 30g、王不留行 30g、干姜 30g、桃仁 15g、红花 10g，7 剂，每日 1 剂，水煎服。

按语：患者痤疮长于面部，按部位属于上焦，但究其根本原因为肾阳不足、虚阳上浮，变为邪火所致，治以温肾潜阳，引火归原；用药潜阳封髓丹加减：制附子、干姜、肉桂均为辛热之品，既可温肾补坎中真阳又能温补中焦；砂仁辛温，可宣中宫阴邪，又能纳气归肾；龟板归肝、肾、心经，可滋阴潜阳；黄柏、皂刺、夏枯草均可清热解毒、清在上之浮火；赤芍、丹参、王不留行可凉血活血通络；炙甘草调和上下，使诸药相合；诸药合用镇潜浮火，使之归原。

患者二诊时面部红疹已无脓点，颜色转为鲜红；效不更方，但因颜色转为鲜红，故将丹参、王不留行等活血化瘀之药加量，以清面部瘀毒。

[案2]

某女，33 岁，2016 年 8 月 12 日初诊。

主诉：咳嗽 2 月。

病史：患者产后 10 余天开始干咳，偶有痰，甚则喘促，夜间及遇寒时症状加重，伴咽痛、无咽痒，觉喉中有异物；平素不能食生冷、辛辣之物。舌红，苔黄略干，脉滑。

辨证：虚火上浮，肺气不宣。

处方：炙龟板 15g　　干姜 20g　　制附子 15g　　肉桂 6g

　　　砂仁 15g　　黄柏 10g　　桔梗 15g　　杏仁 10g

　　　紫菀 15g　　款冬花 15g　　炙甘草 10g

5 剂，每日 1 剂，水煎服。

按语：患者产后阴血亏虚，阴不制阳，而致阴虚火旺，虚火上浮上灼于肺，故肺失宣降；故见患者干咳、舌红少苔。治以潜热下行、润肺止咳；所用龟板归肝、肾、心经，可滋阴潜阳、制在上之浮火；制附子、干姜、肉桂均为辛热之品，可温肾；砂仁辛温，可宣中宫阴邪，又能纳气归肾；黄柏清虚火；桔梗开宣肺气；杏仁降逆止咳；紫菀、款冬花化痰止咳，同时均可润肺；炙甘草调和诸药。

附Ⅱ：交泰丸合大回阳饮医案（失眠）

某男，26岁，2016年10月21日初诊。

主诉：失眠2年余。

病史：患者近两年来睡眠欠佳，入睡困难、睡后易醒，多梦，腰膝酸软，偶有盗汗、手足心发热、心慌，头昏沉，精神欠佳，四肢厥冷，舌红苔少，脉细数。

辨证：心肾不交，阳气不足。

处方：

干姜30g	制附子15g	肉桂10g	砂仁24g
熟地45g	黄连6g	栀子6g	夜交藤30g
炒枣仁24g	远志10g	白芍30g	炙甘草15g

5剂，每日1剂，水煎服。

二诊（2016年10月28日）：睡眠较前有改善，心慌、头昏等症状有明显改善。续以前方再进7剂，以观疗效。

按语：患者腰膝酸软、盗汗、手足心发热为肾阴不足、阴虚火旺之象；水亏不能上济心火，心火扰神则失眠、多梦、心悸；舌红苔少，脉细数均为阴虚火旺所致；四肢厥冷为阳气不足之象。故辨为心肾不交、阳气不足之证，治以交通心肾、温补阳气。予以交泰丸，取黄连苦寒之性可降心火，肉桂辛热入肾经，温肾脏，二药合用使水火相济；大回阳饮在四逆汤基础上加肉桂，有引火归原之意，同时干姜、附子与熟地合用阴中求阳、阳中求阴、阴阳互补，各取所需已达阴阳平衡之益，再用栀子清心安神，夜交藤、炒枣仁、远志等安神之品，达到标本兼顾之效。

第四章
急危重症医案

急是急迫、紧急、着急等意；危是指危险或人将亡之意；重指重要、重大、程度深等意。急危重症指患者病情紧急、危险、严重，需要立刻救治，当然急症和危重症亦稍有区别。急诊医学在现代医学中是发展很快的一门学科，在临床医学方面占有十分重要的地位，急救技术水平的高低在顷刻间就直接影响到急救的成败和患者的生命。

　　急诊在现代好像是西医的专有名词，而中医在人们的心中就是"慢郎中"，然而并非如此。自《黄帝内经》起，到《伤寒论》，再到历代医家都有记载救治危急重症的方法及措施，如针刺人中、十宣治疗昏迷，《伤寒论》之白虎汤、承气汤、四逆汤等都可救治急危重症。我从事中医临床工作30余年，通过学习经典和中医基础理论，结合临床实践也救治过很多急危重症患者，并且疗效很好。所以我认为只要辨证施治准确，中医就有起死回生之效。

　　在临床实践中应用中医诊法辨证，除擅用中医中药治疗内科、外科、妇科、儿科等多种常见病、多发疾病外，也经常遇见急危重症患者，也常应用中药之四逆汤、麻黄细辛附子汤、独参汤加减等药物救治很多危急重症患者，取得了无法估量的疗效。现将自己的临床经验进行举例，不揣浅陋，望同仁不吝赐教。

　　在临床所遇危急重症病例中，究其病因认为多由现代社会人们生活节奏紧张、生活压力大、经常熬夜易致阳气不足，或贪凉饮冷、大量滥用抗生素、或大量使用苦寒类中药导致阴盛阳衰所致。故在临证治疗中尤其重视阳气的作用，擅长使用扶阳法。《素问·生气通天论》曰"阳气者，若天与日，失其所则折寿而不彰，故天运当以日光明"；张景岳认为"天之大宝，只此一丸红日；人之大宝，只此一息真阳……阳惟畏其衰，阴惟畏其盛。非阴能自盛也，阳衰则阴盛矣。凡万物之生由乎阳，万物之死亦由乎阳。非阳能死物也，阳来则生，阳去则死矣。"认为阳气是人生之根本，阳为阴之根，阳气充足则阴气全消，百病不作，故在临床中重视阳气的作用。《慎斋遗书》记载"人身以阳气为主，用药以扶阳为先"；清代医家郑钦安认为"人身立命就是一个火字"；本人在临床用药擅用扶阳之法，以达到"阴平阳秘"的效果。

一、独参汤医案（脱证昏迷）

刘某，女，60岁，洪洞县崔家庄人，1996年5月23日初诊。

主诉：患者神志不清5天。

病史：家属诉5月16日患者因脑出血就诊于某职工医院，入院后三天出现应激性子宫出血，而后逐渐发展为休克状态，经抢救应用多巴酚丁胺、低分子右旋糖酐等药物治疗，病情未见好转，血压不能回升。患者输完液仍呈昏迷状态，呼之不应，四肢逆冷，出院回家以备后事。邀余就诊时约凌晨4点30分，症见：神志不清，嗜睡，面色苍白，口唇发绀，呼吸快而无力，四肢逆冷，左侧肢体瘫痪无力，无尿。血压：收缩压50mmHg，舒张压测不出；心音低微，心率120次/分，脉沉细微弱。

辨证：气随血脱、阳气虚脱之阳虚血脱证。

处方：①独参汤：人参50g；②制附子30g^{先煎1小时}、干姜20g、炙甘草30g。

用法：先将人参50g劈开、先煎10分钟，灌服，后将人参与方②合煎。先服独参汤30分钟后，患者脉搏开始有变化，较前有力，血压开始上升，血压可测到70/30mmHg；1小时后患者血压逐渐上升至90/50mmHg，脉搏更加有力，子宫出血停止；令家属灌服糖盐水以增加血容量。1小时后开始灌服方②，约2小时后患者脉已沉细有力，脉率80次/分，血压升至106/64mmHg，手足开始转温。至上午11时，口唇变红润，呼吸趋于平稳，24次/分，四肢转温，血压升至126/76mmHg，心率仍80次/分，脉已有力，但仍不省人事，左侧肢体瘫痪无力。

随后据病情施以祛痰开窍、补气温阳、通经活络等治疗。患者于1周后神志渐转清晰，2周后左侧肢体始有活动，1个月后可持拐杖行走，嘱其再服补阳还五汤加减30剂，2个月后随访，生活已能自理。

按语：气为血之帅，血为气之母，气能统血而主升，患者阳气虚脱不能固摄，故出血不止，子宫大量出血，昏迷；阳气虚脱不能温煦四末，故四肢厥冷，不能充养血脉故脉微欲绝，血压迅速下降。患者出血原因可能为肝阳上亢、阳亢化风，以致中风，而后因肝不藏血，血热妄行，症见血液上溢下流，而后随出血量过多由阳证转为阴证。予以独参汤大补元气，回阳固脱。人参味甘、微苦、微温，《神农本草经》曰"补五脏，安精神，定魂魄，止惊悸，除邪气，明目，开心益智"。人参大补元气，可统摄气血缓解子宫出血，回阳固脱，顾护患者元气，救脱扶危，改善患者昏迷状态。后予以人参四逆汤以回阳救逆、益气固脱，使阳气得复、阴血自生。

二、射干麻黄汤医案（持续哮喘）

患者某男，57 岁，洪洞城内人，2005 年 8 月 9 日初诊。

主诉：持续哮喘、气促 1 天。

病史：平素常喘息、气促，遇寒加重，1 天前着凉后喘息、气促持续发作，伴喉中哮鸣音，胸闷、呼吸困难、不能平卧，口唇发绀，偶咳白痰，经吸氧、消炎、平喘不能缓解，西医诊为：哮喘持续状态。刻诊：除痰鸣、哮喘外，舌淡苔白滑，脉浮紧。

辨证：寒饮犯肺。

处方：射干 15g　　麻黄 10g　　干姜 60g　　细辛 10g
　　　　半夏 10g　　紫菀 15g　　五味子 15g　　白芥子 10g
　　　　杏仁 10g　　炙甘草 10g　　大枣 12g

5 剂，每日 1 剂，水煎服。

二诊（2005 年 8 月 15 日）：患者反馈服药 1 剂后哮喘即明显缓解，5 剂后喘证基本控制，后以补肾纳气法以善其后。

按语：患者持续喘息、气促、喉中哮鸣有音，为哮喘持续发作状态。患者久病、素有伏饮，外感风寒引动内饮，肺失宣降故喘息、气促、喉中有哮鸣音、不能平卧；痰饮内停故舌淡苔白滑、脉浮紧，治以宣肺化痰、降逆止喘。射干麻黄汤出自《金匮要略》"咳而上气，喉中有水鸡声，射干麻黄汤主之"，方由射干、麻黄、生姜、细辛、紫菀、款冬花、半夏、大枣组成。射干可降逆、宣肺止咳、益气化痰，麻黄祛风散寒解表，细辛温肺化饮、并祛风寒，紫菀、款冬花止咳平喘，半夏燥湿化痰、和胃降逆。本人常用此方治疗风寒表证之咳嗽、喘证。

三、麻黄细辛附子汤医案（嗜睡）

王某，男，63 岁，洪洞县圣王村农民，2012 年 6 月 13 日初诊。

主诉：嗜睡半月。

病史：因患食道癌于某附属三甲医院行根治术，术后伤口一直未能愈合，并随引流管每天渗出淡黄色液体 1 800ml，且精神逐渐变差，身体明显消瘦，饮食（胃管进食）日趋减少，精神每况愈下，为此转入某附属医院重症监护室，继续治疗，用一些支持疗法及白蛋白治疗，伤口仍然不能愈合，病情日渐严重，精神、饮食、呼吸、循环各方面情况均不佳，医院数发病危通知，劝家属准备后事，患者回来后，家属不愿放弃治疗，遂住入我院外科维持生命治疗。次日，主管大夫邀余会诊，查体：精神萎靡，嗜睡、声低息微懒言，面色无华，形体羸瘦，畏寒倦卧，手足及全身冰凉，口吐清水白沫，不食不饮，舌淡苔水滑，脉沉细而微，伤口处置引流管，日均渗出 1 800ml 液体。

辨证：太阴少阴合病，阴寒至极危候。

处方：制附子 30g^{先煎 1 小时}　　干姜 30g　　　　麻黄 6g

细辛 10g　　　　　　　　炙甘草 20g

3 剂，每日 1 剂，水煎服。

二诊：药后患者精神大振，自然起坐，言语流利，要求饮食饮水（热饮），口吐清水明显减少，脉仍沉细，但较前有力，最重要的是伤口开始有新肉生长，渗出液仅有 300ml/ 日，家属及患者皆大欢喜，信心大增，诊后嘱其效不更法，原方续进 3 剂。

三诊：患者精神基本正常，已无乏力嗜睡之感，言语流利，饮食基本正常，口吐清水白沫已无，已无渗出，伤口愈合，二便正常，舌淡苔薄白，脉缓而有力，患者及家属要求回家调养。辨证当调其气血阴阳，以趋平衡。

处方：人参 12g　　　白术 15g　　　九地 15g　　　制附子 10g^{先煎 1 小时}

当归 10g　　　干姜 10g　　　肉桂 6g　　　陈皮 15g

砂仁 20g　　　山萸肉 15g　　炙甘草 10g

5 剂，每日 1 剂，水煎服。

按语：术后久治而伤口不能愈合，多为虚证，有气血亏虚者，有阳虚阴盛者，此危证者也较少见，无论哪种原因，总是伤口再生障碍所致，此患者先由气虚逐渐变为阳虚，由脾阳虚最后累及肾阳虚极，造成如此危候，表里上下阳气皆衰，只有温里散寒、回阳救逆始能挽救。在《伤寒论》中曰"少阴病，始得之，反发热，脉沉者，麻黄细辛附子汤主之"；陈修园在《长沙方歌括》中记载"麻黄二两细辛同，附子一枚力最雄，始得少阴反发热，脉沉的证奏奇功"。方中麻黄为君，善达肌表、开腠理、透毛窍，可发汗解表、逐邪外发；此外取其温通宣达之性，一定量麻黄可通肾阳、通达内外；附子温肾助阳、鼓邪于外；附子外则达皮毛而解表寒，里则达下元而温痼冷；细辛为辛、温之品，可散风祛寒、行水、开窍；用于外感伤寒头痛、痰饮咳喘、鼻渊等疾患；干姜温中焦、散中焦之寒；炙甘草调和诸药，亦可缓解麻黄、细辛之峻烈。

四、四逆汤医案（深度昏迷）

某女，79岁，洪洞城内人，2013年农历12月27日初诊。

主诉：2013年农历12月27日下午三时病危，邀余会诊。

刻诊：患者深昏迷，面色、口唇发青，痰声辘辘，气息微弱不匀，口鼻气冷，尚有吞咽动作，四肢厥冷，其上肢冰冷过肘、下肢冰冷过膝，寸口、趺阳均无脉可诊，颈脉微有跳动，血压测不到，危在当下。询问发病情况，其子诉近五六年来其母有动脉硬化性脑病、痴呆症，经常需人看护；此次月初其母感冒，后出现咳嗽、气喘，曾邀西医诊治，诊断为"支气管肺炎"，开始联合使用抗生素（三种）输液治疗，1周后咳嗽稍减轻，但气喘日盛，并出现心率加快、心音低钝、下肢水肿、四肢较冷等心力衰竭征象，遂加用强心利尿剂进行治疗，到第10天发现呼吸衰竭、心音低钝更甚，四肢明显变冷，第11天中午出现上述症状，输液不能滴入，西医大夫宣告：呼吸循环衰竭合并肺性脑病，已不可代偿，停止治疗，准备后事。此时临近春节，家人无奈之下下午三时给我打电话，看是否有些许办法救治。诊毕，我与家属约谈老人已是呼吸循环极度衰竭，即中医之"亡阳证"，治当回阳救逆、挽垂绝之阳气，阳回则生，阳竭则亡，然所用中药为毒性药物、违反《药典》规定，家属表示只要有一丝希望，就愿意尝试。

辨证：阳气极衰将绝、阴寒内外极盛。

处方：附子120g　　干姜80g　　麻黄5g　　石菖蒲10g
　　　炙甘草60g

用法：1剂，先武火急煎15分钟，频频灌服；继续文火再煎2小时，如有吞咽动作就可不停喂服，至天亮时服完。嘱若服完药四肢仍向心性逆冷则不可救治；如服药后温热从中心向四末蔓延则救治有望。次日约上午9时，四肢逆冷开始恢复，上肢冷退至肘下、下肢冷退至膝下，呼吸较前有力，但仍无脉搏。患者服药后症状改善，嘱将昨日之药再煎，喂服，12时患者双目可睁开，四肢全部转温，水肿明显减轻，可触及脉搏且逐渐有力，又过半小时患者可说话且对答如流，欲饮水、进食，血压100/60mmHg，脉搏60次/分，呼吸20次/分。效不更方，建议再服3剂，以善其后。

按语：四逆汤本出自《伤寒杂病论》，由甘草二两（炙）、干姜一两半、附子一枚（生用、去皮、破八片）组成，是回阳救逆代表方剂，用于心肾阳衰寒厥证。临床当以四肢逆冷，神衰欲寐，面色苍白，脉微细为辨证要点。患者四肢逆冷、面色苍白均为心肾阳气衰竭不能温煦四末所致；阳虚不能鼓动血脉，故脉不可触及。使用大剂量附子为大辛大热之品，入心、脾、肾经，可温壮肾阳、回阳救逆，大剂量干姜温中散寒、助阳通脉，二药配伍一温先天一温后天，温里回阳之效更彰；炙甘草益气补中、调和诸药，同时缓附、姜之峻烈；麻黄温振心阳、利尿消肿；石菖蒲开窍醒神。

五、生姜汤医案（腹痛）

患者男，26岁，山西三维职工，2016年7月26日就诊。

主诉：腹痛半天。

病史：患者因天气炎热，中午饮用2瓶冰镇啤酒，继而出现腹痛，疼痛拒按，辗转难卧，约6小时后于本厂职工医院就诊，予以山莨菪碱肌肉注射及消炎类药物静脉滴注，未见明显效果。夜间11点来我院就诊，诊见：患者胃脘部冰冷，可触及手掌大小痞块，胃脘部仍感剧痛，按之痛甚，翻滚不停，呻吟不止，无恶心、呕吐等症状，二便正常，舌淡苔腻，脉弦滑。

辨证：寒邪客胃。

处方：生姜50g。

用法：将生姜切末，用水煎1小碗，灌入。

约10分钟后患者疼痛消失、未触及痞块。

按语：《素问·举痛论》曰"寒气客于肠胃之间，膜原之下，血不得散，小络急引故痛"，患者发病正值炎热之际，患者贪凉饮冷，饮用2瓶冰镇啤酒，致寒邪客胃，寒邪凝滞于胃脘，不通则痛，故出现胃脘疼痛。寒邪凝滞、气机不畅，气机阻滞不通则积成痞块，故辨证为寒邪客胃，需温胃散寒止痛，予以生姜治之。有人认为生姜仅为食用之物，怎能治疗如此急症，其实不然。生姜味辛、性温，可温胃止呕。《雷公炮制药性解》记载"生姜辛入肺，肺得所胜，则气通宣畅，主宰精灵，故能通神明，神明通则一身之气皆为我使，而亦胜矣。一身之气胜，则中焦之元气定，而脾胃出纳之令行，邪气不能容矣，故能去秽恶"，故生姜虽为食用之品，但亦能药用，为辛温之品故温胃散寒，可行中焦气机，气机通则痞块消散，寒散痞消而痛自止。

六、真武汤医案（心悸）

[案1]

王某，女，69岁，洪洞城内人，2012年3月20日初诊。

主诉：发作性心慌6年。

病史：患者6年前因心慌于某医院就诊，具体治疗不详；出院诊断为"扩张型心肌病；起搏器植入术后；房颤；肺动脉高压；血小板减少症"。6年来间断性心慌，就诊症见：血压：109/60mmHg，时有发作性心慌、乏力，劳累后加重，多午后甚，偶伴喘、咳，行走300米则心悸加重、气喘，双下肢浮肿、怕冷，纳可，眠差（常夜间醒），二便正常，舌暗有瘀斑，脉缓。

辨证：阳虚水泛，气虚血瘀。

处方：制附子30g^{先煎2小时}　茯苓45g　炒白术30g　红参10g

　　　　炙黄芪45g　　　　葶苈子10g　车前子20g　桂枝15g

　　　　白芍10g　　　　　丹参20g　　细辛3g　　益母草20g

　　　　炙甘草6g

10剂，日1剂，水煎服。

二诊（2012年4月1日）：药后自觉心慌好转，精神倍增，可步行至1 500米不觉气短、乏力，饮食、二便正常。查体：血压：104/64mmHg，脉率64次/分，舌淡苔薄白，脉沉细弱。

处方：制附子60g^{先煎2小时}　茯苓45g　炒白术30g　红参10g

　　　　炙黄芪60g　　　　葶苈子10g　车前子20g　桂枝20g

　　　　白芍15g　　　　　丹参30g　　细辛8g　　益母草24g

　　　　炙甘草18g

5剂，日1剂，水煎服。

三诊（2012年4月7日）：患者药后精神明显好转，乏力、气喘基本消失，食量大增，大小便正常，血压：90/50mmHg，脉率64次/分，舌淡苔薄白，脉细弱，仍当温阳补气、利水通经。

处方：制附子70g^{先煎2小时}　茯苓45g　炒白术30g　红参10g

　　　　炙黄芪75g　　　　桂枝25g　　白芍24g　　丹参30g

益母草 24g　　　细辛 10g　　砂仁 15g　　　炙甘草 18g

5 剂，日 1 剂，水煎服。

四诊（2012 年 4 月 13 日）：患者精神正常，饮食明显增加，血压 94/46mmHg，脉率 62 次 / 分，可行走 3 000 米而不气喘、乏力，舌淡苔薄白，脉沉弱。X 线示：扩张心影较服药前明显缩小，效已明显，效不更方，续服前药 10 剂。

按语：《丹溪心法·惊悸怔忡》记载"人之所主者心，心之所养者血，心血一虚，神气不守，此惊悸怔忡之所肇端也"，患者久病伤正，气血生化之源不足，阳气亏虚，故患者心悸、怕冷；阳虚推动无力则津液不能运行，聚湿成痰化饮，故见双下肢水肿；气虚不能推动血行，则血行瘀滞。在《金匮要略》中记载"病痰饮者，当以温药和之"，故予以真武汤以温阳化气利水；附子辛热温补肾阳，茯苓健脾利湿，白术燥湿健脾，黄芪补气升阳、利尿消肿，葶苈子、车前子均可增强利水之功，桂枝温经通络，白芍行气化瘀，丹参行气活血化瘀，细辛温经散寒通络，益母草活血祛瘀、利水消肿，炙甘草调和诸药。一诊服药后患者诸症减轻，但仍气喘、乏力、脉沉细弱，故加用附子以加强温阳之力，加用黄芪增强益气之功。

[案 2]

秦某，女，78 岁，洪洞干河村人，2014 年 2 月 9 日初诊。

主诉：心慌、气喘 1 月。

病史：患者心慌、气喘、呼吸急促、口唇发绀、动则喘甚、全身水肿。在当地诊所治疗无效，于某三甲医院诊为风心病、慢性心力衰竭，经 3 周治疗后无效，诊为"风心病、难治性心功能不全"下病危通知后家属带患者回家，后邀余诊治。刻诊：心慌、气喘、呼吸急促、口唇发绀，动则喘甚，甚则不能坐起，全身水肿，头肿如斗。听诊：呼吸 38 次 / 分，心率 110 次 / 分，收缩期、舒张期均可闻及杂音，患者家属诉患者平素易感冒，且每次感冒后均要入院治疗方能好转。

辨证：阳虚水泛，水气凌心证。

处方：茯苓 60g　　　麸炒白术 30g　　　白芍 30g　　　制附子 30g 先煎 1 小时
生姜 30g

7 剂，日 1 剂，水煎服。

二诊（2014 年 2 月 17 日）：患者诉药后全身水肿明显减轻，可下床行走几步。上方加用泽泻 20g、益母草 45g、枳壳 15g。7 剂，日 1 剂，水煎服。

三诊：药后患者可行走较远距离，精神可，心悸、气喘状况基本消失，可做一般家务而无心慌、气喘。

按语：患者久病，气血阴阳不足，阳气不足发为心悸，阳虚水湿泛滥则全身水肿；气虚则咳、口唇发绀，动则喘甚；《伤寒论》记载"少阴病，二三日不已，至四五日，腹痛，小便不利，四肢沉重疼痛，自下利者，此为有水气。其人或咳，或小便不利，或下利，或呕者，真武汤主之"。故予以真武汤温阳化气利水。附子为君药，大辛大热之品，可温肾助阳以化气利水，且火可生土以助脾阳而运化水湿，但附子用量达 30g（甚或可用到 60 ~ 75g，效果更佳）以上才能有明显效果，如遇心衰可用 5 ~ 10g。患者药后水肿消退，但行走不远，故加用泽泻利水渗湿，益母草活血通经，枳壳理气，使补而不滞。

第五章
肺系病变

• 第一节 感冒

感冒是机体营卫不固，风夹寒邪或热邪侵犯机体、或感受时行疫疠之邪气，引起肺卫功能失调所致的疾病，临床表现为鼻塞、流涕、喷嚏、咳嗽、头痛、恶寒、发热、全身不适等症状。

一、病因病机

疾病的发生与机体正气强弱密切相关，《素问》记载"正气存内，邪不可干""卒然逢疾风暴雨而不病者，盖无虚，故邪不能独伤人"，说明感冒的发病是机体卫外功能与感邪轻重相互斗争的结果。肺为华盖，主皮毛，职司卫外，六淫邪气与时戾之气侵袭机体，肺卫首当受犯，以致卫表不和，肺失宣降，卫表不和则见恶寒、发热、头疼、身痛，肺失宣肃而见鼻塞、流涕、咳嗽、咽痛。《素问·风论篇》："风气藏于皮肤之间，内不得通，外不得泄，风者善行而数变，腠理开则洒然寒，闭则热而闷，其寒也则衰食饮，其热也则消肌肉，故使人怢栗而不能食，名曰寒热。"或素体虚弱，气血不足，正气虚弱，卫外不固，贪凉乘风，邪气乘虚侵犯机体，亦可发为本病。

二、辨证论治经验

临床多从外寒里热、二阳合病及阳虚感冒考虑。

外寒里热证，祛风解表，兼清里热，用感冒Ⅰ号方（组成：荆芥 12g、防风 10g、砂仁 10g、枳壳 15g、生姜 6g、炙甘草 6g、柴胡 10g、黄芩 10g、金银花 10g、生地 10g、泽泻 9g、羌活 10g）。

二阳合病证，和解少阳，解表祛邪，用感冒Ⅱ号方（组成：柴胡 12g、黄芩 10g、半夏 10g、党参 6g、苍耳子 10g、辛夷 6g、白芷 6g、青蒿 15g、生地 15g、白蔻仁 6g、炙甘草 6g、生姜 12g）。

阳虚感冒证，温肾助阳，解表散寒，用感冒Ⅲ号方（组成：麻黄 6g、制附子 6g、细辛 6g、砂仁 10g、陈皮 12g、白芍 15g、焦三仙各 10g、防风 10g、炙甘草 6g）。

（一）外寒里热

李某，女，38 岁，农民，2010 年 10 月 10 日初诊。

主诉：怕冷，自觉发热，周身酸痛半月余。

病史：患者于半月前感冒后出现恶寒、自觉发热，不喜衣被，周身酸痛。查体：体温不高，咳嗽，无痰，头闷，口干，纳可，二便正常。舌淡，苔白腻，脉浮数。

辨证：外寒里热证。

治法：祛风解表，兼清里热。

处方：刘氏消感Ⅰ号方加减。

方药：荆芥 12g　　　防风 10g　　　砂仁 10g　　　枳壳 15g

　　　生姜 6g　　　炙甘草 6g　　　柴胡 10g　　　黄芩 10g

　　　二花 10g　　　生地 10g　　　泽泻 9g　　　羌活 10g

按语：患者感冒半月之久，外寒入里，入里化热，遂自觉发热，不喜衣被，无痰，口干，为里热之症。恶寒症状未经治疗，遂仍觉得恶寒，为外有表寒之症。舌淡，苔白腻，脉浮数为外寒里热之舌脉象。

荆芥、防风、羌活、柴胡散寒解表以散外邪，黄芩、二花、生地清热生津，枳壳、砂仁、生姜顾护胃气，防邪深入，鼓正气以祛邪，泽泻甘寒淡渗以利小便，给解表未祛之余邪以出路，甘草调和诸药，以祛邪安正。

（二）二阳合病

王某，男，32 岁，农民，2017 年 3 月 3 日初诊。

主诉：咽痛，咽干，鼻塞一月余。

病史：患者于一月前感冒后出现咽痛、咽干、鼻塞等症状。查体：体温不高，口干口苦，舌淡红，苔少，脉弦。

辨证：二阳合病证。

治法：和解少阳，解表祛邪。

处方：刘氏消感Ⅱ号方加减。

方药：柴胡 12g　　　黄芩 10g　　　半夏 10g　　　党参 6g

　　　苍耳子 10g　　　辛夷 6g　　　白芷 6g　　　青蒿 15g

　　　生地 15g　　　白蔻仁 6g　　　炙甘草 6g　　　生姜 12g

按语：太阳少阳两经同时受邪，起病即见两经证候，如头痛、发热、口苦、咽干、目眩、胸胁苦满等。患者一月前感冒后出现太阳少阳合病的症状，治以和解少阳，解表祛邪。柴胡、黄芩、青蒿清热祛邪、和解少阳，半夏、生姜和胃降逆止呕，党参、白蔻仁健脾益气、健胃消食，苍耳子、辛夷、白芷祛风解表、通利鼻窍，生地养阴、防温燥之药伤阴，炙甘草调和诸药。

（三）阳虚感冒

张某，男，45岁，单位职工，2017年6月8日初诊。

主诉：微恶寒怕冷，自觉发热、乏力3天，平素怕冷喜暖。

病史：患者于3天前感冒后出现发热，微恶寒，乏力。查体：体温不高，纳差，舌淡苔白，脉无力。

辨证：阳虚感冒证。

治法：温肾助阳，解表散寒。

处方：刘氏消感Ⅲ号方（麻黄附子细辛汤加减）。

方药：麻黄6g　　　　制附子6g　　　　细辛6g　　　　砂仁10g

　　　　陈皮12g　　　　白芍15g　　　　焦三仙各10g　防风10g

　　　　炙甘草6g

按语：患者平素怕冷喜暖，卫阳不足，不能固护体表阳气，遇寒则出现恶寒怕冷，乏力等阳气不足之症状。麻黄发汗解表、散寒祛邪，附子温助肾阳，防麻黄发汗太过伤阳，细辛祛风散寒助麻黄解表，温阳助附子温里，砂仁、陈皮、焦三仙开胃醒脾，佐以防风解表，炙甘草调和诸药。

第二节　咳嗽

咳嗽，因肺失宣肃，肺气上逆所致，有声无痰为咳，有痰无声为嗽。

一、病因病机

咳嗽根据病因可分为外感咳嗽、内伤咳嗽。《素问》认为咳嗽为"皮毛先受邪气"，亦记载"五脏六腑皆令人咳，非独肺也"。说明咳嗽发病与外邪犯肺或脏腑功能失调有关。肺为"娇脏"，四时不正之气或从口鼻而入、或从皮毛而受，外邪犯肺，宣降失司，肺气上逆为咳；情志不遂，肝失条达，郁而化火，上犯肺脏，肺失肃降，发为咳嗽。"脾为生痰之源，肺为贮痰之器"，饮食不节，损伤脾胃，运化失职，津液失于输布，聚为痰浊，上贮于肺，肺气壅塞，上逆为咳，发为本病。

二、辨证论治经验

临床多从寒饮伏肺、痰热蕴肺、痰湿蕴肺、风寒犯肺、虚火上炎考虑。

寒饮伏肺证，温肺化饮，解表散寒用小青龙汤，下气祛痰、温肺化饮用射干麻黄汤；痰热蕴肺证，和解清热，利气化痰用柴枳半夏汤；痰湿蕴肺证，健脾燥湿，化痰止咳用二陈汤、三子养亲汤；风寒犯肺证，解表散寒、温肺止咳用止嗽散；虚火上炎证，滋阴潜阳，清热化痰用潜阳封髓汤。

（一）寒饮伏肺

例1：李某，女，35岁，农民，2016年12月10日初诊。

主诉：咳嗽、咽痒半月余。

病史：患者于半月前感冒后出现恶寒、发热，咳嗽、咽痒，在当地诊所服药治疗，感冒症状缓解，现遗留咳嗽、咽痒。痰白量少，舌淡，苔白，脉沉。

辨证：寒饮伏肺证。

治法：温肺化饮，解表散寒。

处方：小青龙汤加减。

方药：

半夏 15g	陈皮 15g	茯苓 30g	干姜 24g
细辛 6g	杏仁 10g	五味子 12g	紫菀 15g
冬花 15g	炙甘草 6g	炒苏子 10g	

按语：患者半月前寒邪侵袭肺卫，出现恶寒发热，伴有咳嗽咽痒，经治疗恶寒发热症状缓解，寒邪未尽遂遗留咳嗽，咽痒，治以解表散寒，温肺化饮。

半夏燥湿化痰，干姜、细辛温肺化饮，苏子、杏仁、紫菀、温肺下气、化痰止咳，茯苓健脾利湿，陈皮利气燥湿化痰，佐以五味子敛肺止咳，甘草调和诸药。

例2：苏某，女，29岁，单位职工，2016年11月23日初诊。

主诉：咳嗽、肢冷10天。

病史：患者于10天前因感冒出现咳嗽，在当地诊所服药治疗，感冒症状缓解。现遗留咳嗽，咳而上气，喉中有水鸡声，痰稀色白，舌淡苔白，脉沉紧。

辨证：寒饮伏肺证。

治法：解表散寒，温肺化饮。

处方：射干麻黄汤加减。

方药：射干 15g　　麻黄 10g　　　干姜 15g　　　细辛 6g

半夏 6g　　　紫菀 15g　　　五味子 15g　　白芥子 10g

杏仁 10g　　　炙甘草 10g　　大枣 12g

按语：患者 10 天前遇寒出现感冒咳嗽，经治疗后感冒症状缓解，寒邪入里侵袭肺络，出现咳而上气，喉中有水鸡声是寒饮伏肺的症状，治以解表散寒，温肺化饮。

麻黄解表散寒、止咳平喘，射干止咳平喘，细辛、半夏、干姜、五味子温肺化饮、化痰止咳，白芥子化痰利气，甘草、大枣调和诸药。

（二）痰热壅肺

苏某，男，36 岁，农民，2016 年 8 月 9 日初诊。

主诉：咳嗽，平素怕冷 1 月余。

病史：患者 1 个月前因感冒发热出现咳嗽，经治疗感冒发热症状消失，现遗留咳嗽，咳黄痰，纳差，恶心，胸闷，舌红苔白，脉缓。

辨证：痰热壅肺证。

治法：和解清热，利气化痰。

处方：柴枳半夏汤加减。

方药：柴胡 12g　　黄芩 10g　　　枳实 10g　　　陈皮 15g

桔梗 15g　　　苏叶 6g　　　杏仁 6g　　　白芍 12g

瓜蒌 15g　　　干姜 15g　　　白蔻仁 6g　　炙甘草 6g

藿香 15g　　　生姜 15g

按语：患者 1 月前感寒出现感冒发热咳嗽，经治疗感冒发热症状缓解，现遗留咳嗽，咳黄痰，纳差，恶心，胸闷是寒邪循经侵袭少阳日久入里化热，灼津为痰，痰热壅肺。治以和解清热，利气化痰。

柴胡、黄芩和解少阳，清热化痰，枳实、陈皮、苏叶、瓜蒌宽胸利气化痰，桔梗宣肺止咳，白蔻仁、藿香醒脾化湿，干姜、生姜温中止呕，白芍敛阴和营，调和诸药。

（三）痰湿蕴肺

张某，男，43 岁，单位职工，2017 年 8 月 18 日初诊。

主诉：咳嗽，乏力，大便溏泄半月余。

病史：患者半月前出现咳嗽，乏力，大便溏泄，未经治疗，症状未缓解。

现症见：咳嗽，乏力，大便溏泄，痰多色白，胸痞，食少，舌淡苔白腻，脉滑。

辨证：痰湿蕴肺证。

治法：健脾燥湿，化痰止咳。

处方：二陈汤、三子养亲汤加减。

方药：半夏12g　　　陈皮15g　　　云苓30g　　　白芥子10g

　　　炒苏子15g　　杏仁10g　　　紫菀15g　　　麻黄6g

　　　黄芩10g　　　砂仁12g　　　炙甘草10g

按语：患者脾虚湿盛，无力运化水谷精微，出现乏力，大便溏泄，痰多色白，胸痞，食少等脾虚痰湿之症，脾为生痰之源，肺为贮痰之器，治以健脾燥湿，化痰止咳。

二陈汤燥湿化痰，三子养亲汤降气化痰止咳，云苓健脾利湿化痰，杏仁、紫菀润肺止咳，砂仁醒脾化湿，黄芩化痰、兼制约诸药燥热之性，麻黄利水平喘，甘草调和诸药。

（四）风寒犯肺

马某，女，16岁，学生，2017年3月13日初诊。

主诉：咳嗽，咳白痰2月余。

病史：患者于2个月前因感受风寒出现微恶寒，咳嗽，咳白痰，咳痰不爽，经治疗未见缓解。现症见：微恶寒，咳嗽，咳白痰，咳痰不爽，舌苔薄白，脉浮缓。

辨证：风寒犯肺证。

治法：解表散寒，温肺止咳。

处方：止嗽散加减。

方药：桔梗15g　　　紫菀15g　　　百部15g　　　芥穗6g

　　　前胡10g　　　陈皮15g　　　半夏12g　　　茯苓30g

　　　干姜15g　　　细辛6g　　　　五味子10g　　白术20g

　　　枳壳12g

按语：患者风寒之邪侵袭肺卫，表邪未去出现微恶寒，肺气不利出现咳嗽、咳白痰，咳痰不爽症状，治以解表散寒，温肺止咳。

前胡祛风解表，紫菀、百部润肺化痰止咳，桔梗宣肺止咳，半夏、干姜、细辛温肺化痰，茯苓、白术健脾益气化痰，枳壳、陈皮理气化痰，五味子敛肺止咳。

（五）虚火上炎

焦某，男，28岁，学生，2017年2月24日初诊。

主诉：咳嗽，咳黄痰3月余。

病史：患者于3个月前出现咳嗽，咳黄痰。现症见：咳嗽，干咳，咳黄痰，咳痰不爽，咽痒，舌红，苔薄黄，脉弦数。

辨证：虚火上炎证。

治法：滋阴潜阳，清热化痰。

处方：潜阳封髓汤。

方药：

炙龟板 10g	干姜 15g	制附子 10g	肉桂 6g
砂仁 20g	黄柏 6g	桔梗 20g	黄芩 10g
冬花 15g	蝉衣 6g	远志 10g	炙甘草 10g

按语：患者久病耗伤阴液，出现咳嗽，干咳为主，咳痰不爽，咽痒等阴虚内热、虚火上炎的症状，治以滋阴潜阳，清热化痰。

龟板滋阴平肝潜阳，干姜、附子、肉桂引火归原，黄柏、黄芩清热化痰，冬花润肺化痰，蝉衣利咽开音，远志交通心肾，砂仁醒脾化湿，甘草调和诸药。

第三节 梅核气

梅核气是指气滞痰凝互结于咽中，如有异物，咳之不出，咽之不下的疾病，无疼痛感，饮食如常。相当于西医所说慢性咽炎。

一、病因病机

梅核气的发病与情志密切相关。情志不遂，肝郁气滞，津液失于输布，聚湿为痰，气滞痰凝互结于咽中，发为梅核气。

二、辨证论治经验

临床多从气滞痰凝、虚火上浮、肝胃不和考虑。气滞痰凝证，疏肝和胃，化痰降逆，用四七汤合旋覆代赭汤；虚火上浮证，滋阴清热，行气化痰，用封髓潜阳丹；肝胃不和证，疏肝和胃，降气化痰，用半夏厚朴汤和柴胡疏肝散。

（一）气滞痰凝

李某，女，32岁，农民，2016年3月5日初诊。

主诉：咽中梗噎不适半月余。

病史：患者于半月前出现咽中梗噎不适，进食无影响，平素喜干呕、嗳气、口干，舌淡苔白腻，脉弦滑。

辨证：气滞痰凝证。

主治：疏肝和胃，化痰降逆。

处方：四七汤合旋覆代赭汤加减。

方药：
半夏 15g	川朴 15g	云苓 30g	苏叶 6g
旋覆花 10g	代赭石 6g	人参 6g	炙甘草 6g
元参 15g	生姜 24g	大枣 10g	

按语：患者忧思郁怒，肝旺侮土，脾失运化，痰湿内蕴，气滞、湿痰随经络而行，出现咽中梗噎不适，苔白腻，脉弦滑为气滞痰凝的临床症状，治以疏肝和胃，化痰降逆。

半夏、厚朴、茯苓、生姜、苏叶、大枣组成四七汤行气降逆、化痰散结，旋覆花、代赭石、人参、甘草和胃降逆、下气消痰。

（二）虚火上浮

苏某，男，56岁，农民，2017年8月23日初诊。

主诉：患者咽部不适伴咽干、咽痛1月余。

病史：患者于1月前出现咽部不适伴咽干、咽痛，干咳，胸闷，善叹息，舌红，苔白，脉迟。

辨证：虚火上浮证。

治法：滋阴清热，行气化痰。

处方：封髓潜阳丹加减。

方药：
制龟板 10g	干姜 20g	制附子 15g	肉桂 6g
砂仁 20g	黄柏 10g	牡蛎 30g	青皮 10g
元参 15g	夏枯草 15g	桔梗 15g	丝瓜络 15g

赤芍 15g　　　炙甘草 10g

　　按语：患者阴虚内热，虚火循经上浮出现咽干、咽痛，干咳，胸闷，善叹息，虚火灼津为痰，治以滋阴清热，行气化痰。

　　龟板滋阴平肝潜阳，干姜、附子、肉桂引火归原，黄柏清热化痰，青皮、牡蛎、夏枯草、丝瓜络化痰散结，桔梗宣肺止咳，砂仁醒脾化湿，赤芍清热凉血，甘草调和诸药。

（三）肝胃不和

李某，女，43 岁，2017 年 2 月 15 日初诊。

主诉：咽部不适咳痰伴嗳气 3 月余。

病史：患者 3 个月前出现咽部不适咳痰，胁肋胀满，胃脘疼痛，嗳气，舌红，苔薄黄，脉弦。

辨证：肝胃不和。

治法：疏肝和胃，降气化痰。

处方：半夏厚朴汤合柴胡疏肝散加减。

方药：半夏 20g　　　川朴 20g　　　云苓 30g　　　炒苏子 15g
　　　柴胡 6g　　　　白芍 30g　　　枳实 12g　　　香附 15g
　　　木香 10g　　　川芎 10g　　　桔梗 15g　　　牡蛎 30g
　　　炙甘草 10g　　生姜 10g

　　按语：患者平素肝气不舒擅嗳气，肝气不舒循经上犯咽部，出现咽部不适，胁肋胀满。肝气横逆犯胃出现胃脘不舒，治以疏肝和胃，降气化痰。

　　半夏、厚朴、云苓、苏子、生姜降气化痰散结，柴胡、白芍、川芎、枳实、香附、木香疏肝行气、和胃降逆，牡蛎化痰散结，桔梗宣肺化痰，炙甘草调和诸药。

第四节　喘证

　　喘证以呼吸困难，甚至张口抬肩、鼻翼煽动、不能平卧为特征，严重者每致喘脱。《灵枢》记载"故肺病者，喘息鼻张""肺高则上气，肩息咳"，提示喘证以肺为主病之脏。"邪在肺，则病皮肤痛，寒热，上气喘，汗出，咳动肩背""劳则喘息汗出"，说明喘证有外感、内伤。《类证治裁》认为"喘由外感者治肺，由内伤者治肾"，提示喘证的治疗重在治肺或治肾。

一、病因病机

四时不正之气侵袭肺脏，壅遏肺气，郁闭皮毛，邪热蕴蒸，炼液成痰，肺失肃降，肺气上逆发为喘证。饮食不节，损伤脾胃，痰浊内生，上阻于肺，肃降之令失司，发为喘促。情志不遂，忧思恼怒，肝郁气结，上逆于肺，肺气不得肃降，气逆而作喘。素体虚弱，久病迁延不愈，劳伤肺肾，肾不纳气，精气上逆而为喘。

二、辨证论治经验

临床多从寒饮伏肺及阳虚咳喘考虑。寒饮伏肺证，散寒祛邪，宣肺平喘，用射干麻黄汤；散寒解表，宣肺平喘用小青龙汤。阳虚咳喘治用麻黄附子细辛汤。

（一）寒饮伏肺

1. 射干麻黄汤证

郭某，女，46岁，农民，2010年11月10日初诊。

主诉：咳嗽、咳痰，喘息1月余。

病史：患者于1个月前感冒后出现恶寒、发热，咳嗽、咳痰，喘息，自服感冒药后恶寒、发热减轻，但半月前着凉后症状加重，仍伴有咳喘、喉中有音，遂来就诊。查体：形盛神衰，疲倦，咳嗽、咳白色痰，胸闷，眼睑浮肿，舌质淡，苔白润，脉浮。

辨证：寒痰郁结证。

治法：散寒祛邪，宣肺平喘。

处方：射干麻黄汤加减。

方药：

射干 15g	麻黄 10g	干姜 15g	细辛 6g
半夏 12g	紫菀 15g	五味子 15g	白芥子 10g
杏仁 10g	炙甘草 10g	大枣 10g	

按语：患者寒痰伏肺，肺气不利出现咳嗽咳痰，喉中有痰鸣音，肺失宣降，出现喘息，治以散寒祛邪，宣肺平喘。

射干降逆、宣肺止咳、益气化痰，麻黄祛风散寒解表，干姜、细辛温肺化饮，紫菀止咳平喘，半夏燥湿化痰，和胃降逆，五味子敛肺止咳，杏仁、白芥子化痰平喘，甘草、大枣调和诸药。射干麻黄汤：出自《金匮要略》"咳而上气，喉中水鸡声，射干麻黄汤主之"。咳逆上气，喉中如有水鸡声，为肺有寒饮所致；复受寒邪外束，肺气壅遏，呼吸不利，射干麻黄汤主之。方由射干、麻黄、干姜、细辛、紫菀、款冬花、半夏、大枣组成。笔者常用此方治疗风寒表证之咳嗽、喘证。

2. 小青龙汤证

王某，男，59岁，2017年3月23日初诊。

主诉：发作性咳嗽、气短5年，加重2月余。

病史：患者于5年前出现间断性咳嗽、气喘，甚则不能平躺，2个月前着凉后出现咳嗽、气喘，偶有白色泡沫痰，自服药物未见明显缓解，遂来就诊。查体：疲乏，咳嗽、气喘、胸闷，舌淡苔白滑，脉浮。

辨证：外寒里饮证。

治法：散寒解表，宣肺平喘。

处方：小青龙汤加减。

方药：炙麻黄10g   桂枝10g   白芍10g   干姜20g

     细辛6g   半夏12g   五味子10g   党参10g

     杏仁10g   云苓30g   炙甘草10g

按语：张仲景认为"伤寒表不解，心下有水气，干呕，发热而咳，或渴，或利，或噎，或小便不利，少腹满，或喘者，小青龙汤主之""伤寒心下有水气，咳而微喘，发热不渴，服汤已，渴者，此寒去欲解也，小青龙汤主之。

麻黄、桂枝发汗解表，干姜、细辛温肺化饮，五味子敛肺止咳，芍药和营养血，党参、茯苓健脾益气利湿，半夏燥湿化痰、和胃降逆，甘草益气和中、调和诸药。

射干麻黄汤与小青龙汤皆可解表化饮，小青龙汤解表之力强，射干麻黄汤重在下气平喘。

（二）阳虚咳喘

胡某，女，53岁，2017年10月15日初诊。

主诉：间断咳喘10年余，加重2天。

病史：患者于10年前出现间断性咳喘，每每天气变化时发作，2天前天气转凉后再次发作，听有人说来我处就诊效果明显，遂来就诊。查体：神疲欲寐，咳喘、胸闷、纳差，舌暗，苔白，脉沉无力。

辨证：阳虚寒凝。

治法：温阳散寒。

处方：麻黄附子细辛汤加减。

方药：麻黄 6g　　　细辛 6g　　　制附子 6g　　　砂仁 12g

　　　焦三仙各 10g　三棱 6g　　　莪术 6g　　　　枳壳 15g

　　　炙甘草 6g　　　藿香 12g

按语：患者久病咳喘，损伤阳气，阳气不足不能抗邪外出，遂每遇天气变冷咳喘发作，寒邪侵袭更加重咳喘，治以温阳散寒。

麻黄发汗解表、散寒祛邪，附子温助肾阳，防麻黄发汗太过伤阳，细辛祛风散寒助麻黄解表，温阳助附子温里，砂仁、焦三仙开胃醒脾，佐以藿香解表化湿，三棱、莪术、枳壳破瘀散结，炙甘草调和诸药。

第六章
心系病证

第一节 心悸

心悸,也就是通常我们所说的心慌,患者自觉心跳或心慌,常伴有心前区不适。临床一般多呈发作性,每因情志波动或劳累过度而发作,且常伴胸闷、气短、失眠、健忘、眩晕、耳鸣等症。病情较轻者为惊悸,较重者为怔忡,可呈持续性。

一、病因病机

体虚久病,禀赋不足,素体虚弱,或久病失养,劳欲过度,气血阴阳亏虚,以致心失所养,发为心悸。饮食劳倦,嗜食膏粱厚味,蕴热化火生痰,或伤脾滋生痰浊,痰火扰心而致心悸。劳倦太过伤脾,或久坐卧伤气,引起生化之源不足,而致心血虚少,心失所养,神不潜藏,而发为心悸。七情所伤,平素心虚胆怯,突遇惊恐或情怀不适,悲哀过极,忧思不解等七情扰动,忤犯心神,心神动摇,不能自主而心悸。感受外邪,风寒湿三气杂至,合而为痹,痹证日久,复感外邪,内舍于心,痹阻心脉,心之气血运行受阻,发为心悸;或风寒湿热之邪,由血脉内侵于心,耗伤心之气血阴阳,亦可引起心悸。

总之,心悸的发病,或由惊恐恼怒,动摇心神,致心神不宁而为惊悸;或因久病体虚,劳累过度,耗伤气血,心神失养,若虚极邪盛,无惊自悸,悸动不已,则成为怔忡。

二、辨证论治经验

临床多从心脾不足、心阳虚、水饮凌心、瘀阻心脉、痰火扰心方面考虑。

心脾不足证,补血养心,健脾安神,用归脾汤加减;心阳虚证,温补心阳,用桂枝甘草龙骨牡蛎汤合参附汤加减;水饮凌心证,振奋心阳,化气行水,用苓桂术甘汤加减;瘀阻心脉证,活血化瘀,舒经通络,用血府逐瘀汤加减;痰火扰心证,清热化痰,用黄连温胆汤加减。

(一)心脾不足

李某,女,43岁,农民,2017年6月12日初诊。

主诉:自觉心慌10余天,偶有气短。

病史:患者10余天前无明显诱因出现心悸气短,头晕目眩,少寐多梦,健忘,神疲乏力,纳呆食少,腹胀便溏。舌淡红,脉细弱。

辨证：心脾不足。

治法：补血养心，健脾安神。

处方：归脾汤加减。

方药：党参 15g　　　白术 12g　　　黄芪 20g　　　当归 12g

　　　甘草 6g　　　茯神 12g　　　制远志 20g　　　酸枣仁 25g

　　　木香 12g　　　龙眼肉 10g

按语：脾胃为后天之本，主运化水谷精微，脾气虚无力运化，则出现神疲乏力，纳呆食少，腹胀便溏。心属火，脾（胃）属土，二者之间存在着火土相生的母子关系，相互滋生，相辅相成。有云"子能令母虚，母能令子实"。脾虚致使心血亏虚出现心悸气短，头晕目眩，少寐多梦，治以补血养心，健脾安神。

黄芪、党参、白术以及甘草益气健脾，使气血生化有源；当归、龙眼肉补养心血；茯神、制远志、酸枣仁安神宁心；木香调理气机，使全方补而不滞。加减：血虚甚者加当归、熟地；阳虚甚而汗出肢冷，脉结或代者，加附片、肉桂；阴虚甚者，加麦冬、阿胶、玉竹；自汗、盗汗者，加麻黄根、浮小麦。

（二）心阳虚

苏某，男，32 岁，职工，2017 年 7 月 8 日初诊。

主诉：心慌不安 3 月余。

病史：患者 3 个月前出现心悸不安，胸闷不舒，动则尤甚，形寒怕冷，经口服药物（具体用药不详）无效，今来就诊。查体：面色苍白，舌淡苔白，脉沉细无力。

辨证：心阳虚证。

治法：温补心阳。

处方：桂枝甘草龙骨牡蛎汤合参附汤加减。

方药：桂枝 12g　　　煅龙骨 25g　　　煅牡蛎 25g　　　炙甘草 6g

　　　人参 12g　　　附子 10g

按语：患者心气不足日久损伤心阳出现心悸不安，动则尤甚，形寒怕冷等一系列心阳不足之症状，治以温补心阳。

桂枝、附子温振心阳；炙甘草益气养心；龙骨、牡蛎重镇安神。加减：大汗出者，重用人参、黄芪，加煅龙骨、煅牡蛎、山萸肉，或用独参汤煎服；心阳不足、寒象突出者，加黄芪、人参、附子益气温阳；夹有瘀血者，加丹参、赤芍、桃仁、红花等。

（三）水饮凌心

张某，男，43岁，农民，2017年8月12日初诊。

主诉：心慌3天。

病史：患者3天前因喝冷饮出现心悸，伴眩晕，渴不欲饮，小便短少。现症见：心悸眩晕，渴不欲饮，小便短少，下肢浮肿，伴恶心、欲吐，流涎，舌淡胖，苔白滑，脉弦滑。

辨证：水饮凌心证。

治法：振奋心阳，化气行水。

处方：苓桂术甘汤加减。

方药：茯苓12g　　桂枝12g　　白术12g　　甘草6g

　　　泽泻10g　　猪苓12g　　远志10g　　酸枣仁25g

按语：患者脾阳不足，健运失职，则湿滞而为痰为饮。而痰饮随气升降，无处不到，阻滞中焦，清阳不升，则见头晕目眩；上凌心肺，则致心悸、短气而咳；脾阳不足运化失司，不能运化水液，则出现流涎，小便短少，下肢浮肿等脾阳不足水饮内停之症状，治以振奋心阳，化气行水。

茯苓、泽泻、猪苓渗湿利水；桂枝、甘草通阳化气；白术健脾祛湿；远志、酸枣仁安神宁心。加减：兼见恶心呕吐，加半夏、陈皮、生姜皮和胃降逆止呕；尿少肢肿，加泽泻、猪苓、防己、大腹皮、车前子利水渗湿；兼见水湿上凌于肺，肺失宣降，出现咳喘，加杏仁、桔梗以开宣肺气，加葶苈子、五加皮、防己以泻肺利水；兼见瘀血者，加当归、川芎、丹参活血化瘀。若肾阳虚衰，不能制水，水气凌心，症见心悸、咳喘，不能平卧，浮肿，小便不利，可用真武汤温阳化气利水，方中附子温肾暖土；茯苓健脾渗湿；白术健脾燥湿；白芍利小便，通血脉；生姜温胃散水。

（四）瘀阻心脉

李某，女，56岁，农民，2017年9月27日初诊。

主诉：心慌伴胸闷3年余。

病史：患者 3 年前因生气出现心悸不安，胸闷不舒，心痛时作，痛如针刺，经治疗症状时轻时重，遂来我院就诊。舌质紫暗有瘀斑，脉涩。

辨证：瘀阻心脉证。

治法：活血化瘀，舒经通络。

处方：血府逐瘀汤加减。

方药：当归 20g　　生地 12g　　桃仁 12g　　红花 12g

　　　枳壳 12g　　川芎 12g　　赤芍 10g　　乳香 10g

　　　没药 10g　　三七 10g

按语：胸中为气之所宗，血之所聚，肝经循行之分野。患者因生气气机阻滞，血瘀胸中，清阳郁遏不升，则心悸不安，胸闷不舒，心痛时作，痛如针刺，且有定处；舌质紫暗有瘀斑，脉涩为瘀血阻络之舌脉象，治以活血化瘀，舒经通络。

当归、桃仁、红花、赤芍、川芎活血化瘀；枳壳理气通脉；乳香、没药、三七祛瘀止痛。加减：胸痛甚，加乳香、没药、五灵脂、蒲黄、三七粉等活血化瘀，通络定痛。兼气虚者，去理气之青皮，加黄芪、党参、黄精补中益气。兼血虚者，加何首乌、枸杞子、熟地滋养阴血。兼阴虚者，加麦冬、玉竹、女贞子滋阴。兼阳虚者，加附子、肉桂、淫羊藿温补阳气。兼夹痰浊，而见胸满闷痛，苔浊腻者，加瓜蒌、薤白、半夏理气宽胸化痰。

（五）痰火扰心

王某，女，36 岁，职工，2016 年 7 月 23 日初诊。

主诉：心慌易惊半月余。

病史：患者半月前出现心悸不安，受惊易作，胸闷烦躁，失眠多梦，口干苦，大便秘结，小便短赤，未做治疗，今日来我院就诊。查体：舌红，苔黄腻，脉弦滑。

辨证：痰火扰心证。

治法：清热化痰。

处方：黄连温胆汤加减。

方药：黄连 12g　　栀子 10g　　竹茹 12g　　半夏 10g

　　　胆南星 10g　　陈皮 12g　　枳实 10g　　生姜 3 片

按语：患者痰热内扰，"痰随火升，火引痰行，上干心神，变生诸症"，出现心悸不安，胸闷烦躁，失眠多梦。火灼伤阴液，则口干苦，大便秘结，小便短赤治以清热化痰。

黄连、栀子泻火除烦；竹茹、半夏、胆南星、陈皮清化痰热；枳实、生姜下气消痰。加减：可加黄芩、全瓜蒌，以加强清火化痰之功。可加生龙骨、生牡蛎、珍珠母、石决明镇心安神。若大便秘结者，加生大黄泻热通腑；火热伤阴者，加沙参、麦冬、玉竹、天冬、生地滋阴养液。

第二节 胸痹

胸痹是以胸部闷痛、甚则胸痛彻背，喘息不得卧为主要表现的一种疾病，轻者感觉胸闷，呼吸欠畅，重者则有胸痛，严重者心痛彻背，背痛彻心。汉代张仲景《金匮要略》中提出"胸痹"的名称，归纳病机为"阳微阴弦"。

一、病因病机

（1）年老体虚：本病多发于中老年人，年过半百，肾气渐衰。肾阳虚衰则不能鼓动五脏之阳，引起心气不足或心阳不振，血脉失于阳之温煦、气之鼓动，则气血运行滞涩不畅，发为心痛；若肾阴亏虚，则不能滋养五脏之阴，阴亏则火旺，灼津为痰，痰热上犯于心，心脉痹阻，则为心痛。

（2）饮食不当：恣食肥甘厚味或经常饱餐过度，日久损伤脾胃，运化失司，酿湿生痰，上犯心胸，清阳不展，气机不畅，心脉痹阻，遂成本病；或痰郁化火，火热又可炼液为痰，灼血为瘀，痰瘀交阻，痹阻心脉而成心痛。

（3）情志失调：忧思伤脾，脾虚气结，运化失司，津液不能输布，聚而为痰，痰阻气机，气血运行不畅，心脉痹阻，发为胸痹心痛。或郁怒伤肝，肝郁气滞，郁久化火，灼津成痰，气滞痰浊，痹阻心脉，而成胸痹心痛。

（4）寒邪内侵：素体阳虚，胸阳不振，阴寒之邪乘虚而入，寒凝气滞，胸阳不展，血行不畅，而发本病。

胸痹的病机关键在于外感或内伤引起心脉痹阻，其病位在心，但与肝、脾、肾三脏功能的失调有密切的关系。因心主血脉的正常功能有赖于肝主疏泄、脾主运化、肾藏精主水等功能正常。其病性有虚实两方面，常常为本虚标实，虚实夹杂，虚者多见气虚、阳虚、阴虚、血虚，尤以气虚、阳虚多见；实者不外气滞、寒凝、痰浊、血瘀，并可交互为患，其中又以血瘀、痰浊多见。但虚实两方面均以心脉痹阻不畅，不通则痛为病机关键。发作期以标实表现为主，血瘀、痰浊为突出，缓解期主要有心、脾、肾气血阴阳之亏虚，其中又以心气虚、心阳虚最为常见。以上病因病机可同时并存，交互为患，病情进一步发展，可见下述病变：瘀血闭阻心脉，心胸猝然大痛，而发为真心痛；心阳阻遏，心气不足，鼓动无力，而表现为心动悸，脉结代，甚至脉微欲绝；心肾阳衰，水邪泛滥，凌心射肺而为咳喘、水肿，多为病情深重的表现，要注意结合有关病种相互参照，辨证论治。

二、辨证论治经验

临床多从血瘀阻络、肝郁气滞、寒凝心脉、心肾阳虚考虑。

血瘀阻络证，活血化瘀，通络止痛，用血府逐瘀汤加减；肝郁气滞证，疏肝理气，活血通络，用柴胡疏肝散加减；寒凝心脉证，散寒通脉，用枳实薤白桂枝汤合当归四逆汤加减；心肾阳虚证，温补阳气，振奋心阳，用参附汤合右归饮加减。

（一）血瘀阻络

张某，女，42岁，农民，2016年12月5日初诊。

主诉：心胸刺痛半年余。

病史：患者半年前因生气出现心胸疼痛，如刺如绞，痛有定处，入夜尤甚，可因暴怒、劳累加重。查体：舌质紫暗，有瘀斑，苔薄，脉弦涩。

辨证：血瘀阻络证。

治法：活血化瘀，通络止痛。

处方：血府逐瘀汤加减。

方药：当归20g　　　生地12g　　　桃仁12g　　　红花12g
　　　甘草6g　　　　枳壳12g　　　赤芍12g　　　柴胡10g
　　　桔梗10g　　　川芎12g　　　牛膝10g

按语：患者半年前因气血瘀滞胸部出现，血瘀胸中，气机阻滞，清阳郁遏不升，则胸痛日久不愈，如刺如绞，痛有定处。夜为阴，入夜阳气不足，无力行气活血，更加剧了疼痛，治以活血化瘀，通络止痛。

桃仁、红花、赤芍、川芎活血化瘀；柴胡、桔梗、枳壳、牛膝调畅气机，行气活血；当归、生地补养阴血。加减：兼寒者，可加细辛、桂枝等温通散寒之品；兼气滞者，可加沉香、檀香辛香理气止痛之品；兼气虚者，加黄芪、党参、白术等补中益气之品。若瘀血痹阻重证，表现胸痛剧烈，可加乳香、没药、郁金、延胡索、降香、丹参等加强活血理气止痛的作用。

（二）肝郁气滞

王某，女，34岁，职工，2017年4月23日初诊。

主诉：心胸满闷10余天。

病史：患者10余天前因生气出现心胸满闷，痛有定处，时欲太息，遇情志不舒时容易诱发或加重。查体：苔薄，脉细弦。

辨证：肝郁气滞证。

治法：疏肝理气，活血通络。

处方：柴胡疏肝散加减。

方药：柴胡12g   赤芍12g   川芎12g   枳壳10g
　　　陈皮12g   香附10g

按语：肝主疏泄，性喜条达，其经脉布胁肋循少腹。若情志不遂，木失条达，则致肝气郁结，经气不利，故见胁肋疼痛，心胸满闷；肝失疏泄，则情志抑郁易怒，善太息。每遇情志不舒时容易诱发或加重上述症状，治以疏肝理气，活血通络。

柴胡、枳壳疏肝理气；香附、陈皮理气解郁；川芎、赤芍活血通脉。加减：若兼有脘胀、嗳气、纳少等脾虚气滞的表现，可用逍遥散疏肝行气，理脾和气。若气郁日久化热，心烦易怒，口干，便秘，舌红苔黄，脉数者，用丹栀逍遥散疏肝清热。如胸闷心痛明显，为气滞血瘀之象，可合用失笑散以增强活血化瘀、散结止痛之作用。

（三）寒凝心脉

李某，男，56岁，农民，2016年12月12日初诊。

主诉：心痛如绞5天。

病史：患者5天前因感寒猝然心痛如绞，心痛彻背，背痛彻心，喘不得卧，多因气候骤冷或骤感风寒而发病或加重，伴形寒。查体：面色苍白，苔薄白，脉沉紧。

辨证：寒凝心脉证。

治法：散寒通脉。

处方：枳实薤白桂枝汤合当归四逆汤加减。

方药：枳实 12g　　　薤白 10g　　　桂枝 12g　　　当归 10g

　　　芍药 12g　　　细辛 6g　　　通草 10g　　　甘草 6g

　　　瓜蒌 10g

按语：患者感寒入里，寒邪凝滞，"不通则痛"则猝然心痛如绞。感寒损伤心中阳气，胸阳不振，痰浊中阻，气结于胸。胸阳不振，津液不布，聚而成痰，痰为阴邪，易阻气机，结于胸中，则胸满而痛，胸痛彻背，背痛彻心，治以散寒通脉。

薤白、瓜蒌化痰通阳，行气止痛；桂枝、细辛温散寒邪，通阳止痛；当归、芍药养血活血；枳实理气通脉。加减：若疼痛剧烈，心痛彻背，背痛彻心，痛无休止，伴有身寒肢冷，气短喘息，脉沉紧或沉微者，为阴寒极盛，胸痹心痛重证，治以温阳逐寒止痛，方用乌头赤石脂丸。

（四）心肾阳虚

赵某，男，45岁，职工，2017年3月8日初诊。

主诉：胸部闷痛半年余。

病史：患者半年前因劳累后出现心悸而痛，胸闷气短，动则更甚，自汗，四肢浮肿，小便不利，经治疗症状时轻时重。查体：面色㿠白，四肢欠温偶有浮肿，舌质淡胖，边有齿痕，苔白，脉沉细迟。

辨证：心肾阳虚证。

治法：温补阳气，振奋心阳。

处方：参附汤合右归饮加减。

方药：人参 10g　　　制附子 20g　　　肉桂 12g　　　熟地 25g

　　　吴茱萸 12g　　　补骨脂 12g　　　仙灵脾 12g　　　炙甘草 6g

按语：患者心阳虚衰，鼓动无力，故出现心悸而痛；肾阳虚衰，气化失司，水湿内停，外泛肌肤，甚则水气凌心，故肢体浮肿，小便不利常。心肾两脏阳虚，形体失于温养，脏腑功能衰退，故形寒肢冷。舌淡，苔白滑，脉弱为虚寒证常见之证。治以温补阳气，振奋心阳。

人参大补元气；附子温补真阳；肉桂振奋心阳；炙甘草益气复脉；熟地、吴茱萸、补骨脂、仙灵脾温养肾气。加减：若心肾阳虚，虚阳欲脱厥逆者，用四逆加人参汤，温阳益气，回阳救逆。若见大汗淋漓、脉微欲绝等亡阳证，应用参附龙牡汤，并加用大剂山萸肉，以温阳益气，回阳固脱。

第三节 不寐

是以经常不能获得正常睡眠为特征的一类病证。主要表现为睡眠时间、深度的不足，轻者入睡困难，或寐而不酣，时寐时醒，或醒后不能再寐，重则彻夜不寐，常影响人们的正常工作、生活、学习和健康。

一、病因病机

情志所伤或由情志不遂，肝气郁结，肝郁化火，邪火扰动心神，心神不安而不寐。或由五志过极，心火内炽，心神扰动而不寐。或由思虑太过，损伤心脾，心血暗耗，神不守舍，脾虚生化乏源，营血亏虚，不能奉养心神，即《类证治裁·不寐》曰："思虑伤脾，脾血亏损，经年不寐。"

饮食不节，脾胃受损，宿食停滞，壅遏于中，胃气失和，阳气浮越于外而卧寐不安或由过食肥甘厚味，酿生痰热，扰动心神而不眠。或由饮食不节，脾胃受伤，脾失健运，气血生化不足，心血不足，心失所养而失眠。

病后、年迈，久病血虚，产后失血，年迈血少等，引起心血不足，心失所养，心神不安而不寐。

禀赋不足，心虚胆怯，素体阴虚，兼因房劳过度，肾阴耗伤，不能上奉于心，水火不济，心火独亢；或肝肾阴虚，肝阳偏亢，火盛神动，心肾失交而神志不宁。

综上所述，失眠的病因虽多，但以情志、饮食或气血亏虚等内伤病因居多，由这些病因引起心、肝、胆、脾、胃、肾的气血失和，阴阳失调，其基本病机以心血虚、胆虚、脾虚、肾阴亏虚进而导致心失所养及由心火偏亢、肝郁、痰热、胃失和降进而导致心神不安两方面为主。

二、辨证论治经验

临床多从肝火上扰，痰热扰心，阴虚火旺、血不养心，心肾不交，阴阳虚损、心肾不交考虑。

　　肝火上扰证，疏肝泻火，镇心安神，用龙胆泻肝汤加减；痰热扰心证，清化痰热，安神宁心，用黄连温胆汤加减；阴虚火旺、血不养心证，补益心脾，养血安神，用归脾汤加减；心肾不交证，滋阴降火，交通心肾，用六味地黄丸合交泰丸加减；阴阳虚损、心肾不交证，用自拟"不寐Ⅰ号"及"不寐Ⅱ号"方。

（一）肝火上扰

　　赵某，女，35岁，职工，2017年4月23日初诊。

　　主诉：不寐多梦半月余。

　　病史：患者半月前因生气出现不寐多梦，甚则彻夜不眠，急躁易怒，伴头晕头胀，口干而苦，便秘溲赤，未经治疗，现来我院就诊。查体：舌红苔黄，脉弦而数。

　　辨证：肝火上扰证。

　　治法：疏肝泻火，镇心安神。

　　处方：龙胆泻肝汤加减。

　　方药：龙胆草 12g　　栀子 12g　　黄芩 10g　　生地 12g
　　　　　当归 20g　　车前子 12g　　泽泻 10g　　甘草 6g
　　　　　柴胡 12g　　生龙骨 12g　　生牡蛎 12g

　　按语：患者肝郁气滞，肝失条达，气郁化火，导致肝火上炎，上扰心神，则出现心烦，急躁易怒，不寐多梦，甚则彻夜不眠。肝火上炎循经上扰清窍，则出现头晕头胀。治以疏肝泻火，镇心安神。

　　龙胆草、栀子、黄芩清肝泻火；车前子、泽泻清利湿热；生地、当归滋阴养血；柴胡疏肝理气；龙骨、牡蛎镇心安神。

（二）痰热扰心

　　钱某，男，43岁，农民，2017年9月12日初诊。

　　主诉：不寐，伴心烦胸闷3月余。

　　病史：患者3个月前无明显诱因出现心烦不寐，胸闷心烦，头晕目眩，呕恶痰涎，纳谷呆滞，经治疗症状时轻时重。舌偏红，苔黄腻，脉滑数。

　　辨证：痰热扰心证。

治法：清化痰热，安神宁心。

处方：黄连温胆汤加减。

方药：

黄连 12g	栀子 12g	竹茹 10g	半夏 12g
胆南星 12g	陈皮 10g	枳实 12g	生龙骨 12g
生牡蛎 12g			

按语：患者痰浊宿食壅遏于中，积而化热，痰热扰心则失眠；痰浊上扰，蒙蔽清窍，则头晕目眩；气机不畅，胃失和降，则呕恶痰涎，纳谷呆滞。治以清化痰热，安神宁心。

黄连、栀子、竹茹、枳实清心降火化痰；半夏、胆南星、陈皮清化痰热；龙骨、牡蛎镇心安神。加减：若心悸动甚，惊惕不安，加珍珠母、朱砂以镇惊安神定志；若实热顽痰内扰，经久不寐，或彻夜不寐，大便秘结者，可用礞石滚痰丸降火泻热，逐痰安神。

（三）阴虚火旺，血不养心

孙某，女，23岁，学生，2017年7月23日初诊。

主诉：不易入睡半年余。

病史：患者半年前因长时间熬夜出现不易入睡，多梦易醒，心悸健忘，神疲食少，伴头晕目眩，四肢倦怠，便溏。查体：面色少华，舌淡苔薄，脉细无力。

辨证：阴虚火旺，血不养心证。

治法：补益心脾，养血安神。

处方：归脾汤加减。

方药：

人参 20g	白术 12g	甘草 6g	黄芪 25g
当归 12g	茯神 12g	远志 12g	酸枣仁 20g
木香 12g	龙眼肉 10g		

按语：人参、白术、甘草益气健脾；黄芪、当归补气生血；茯神、远志、酸枣仁、龙眼肉补心益脾安神；木香行气，使全方补而不滞。加减：若心血不足，加熟地、芍药、阿胶以养心血；失眠较重，加五味子、柏子仁有助养心宁神，或加夜交藤、合欢皮、龙骨、牡蛎以镇静安神。若脘闷、纳呆、苔腻，加半夏、陈皮、茯苓、厚朴以健脾理气化痰。若产后虚烦不寐，形体消瘦，面色

晄白，易疲劳，舌淡，脉细弱，或老人夜寐早醒而无虚烦之证，多属气血不足，治宜养血安神，亦可用归脾汤合酸枣仁汤。

（四）心肾不交

李某，女，47岁，农民，2016年8月14日初诊。

主诉：入睡困难半年余。

病史：患者半年前无明显诱因出现心烦不寐，入睡困难，心悸多梦，伴头晕耳鸣，腰膝酸软，潮热盗汗，五心烦热，咽干少津，经治疗症状未见缓解。查体：舌红少苔，脉细数。

辨证：心肾不交证。

治法：滋阴降火，交通心肾。

处方：六味地黄丸合交泰丸加减。

方药：熟地25g　　　山药12g　　　山萸肉12g　　　泽泻10g
　　　　丹皮12g　　　茯苓10g　　　黄连10g　　　　肉桂6g

按语：心在上焦，属火；肾在下焦，属水。心中之阳下降至肾，能温养肾阳；肾中之阴上升至心，则能涵养心阴。在正常情况下，心火和肾水就是互相升降，协调，彼此交通，保持动态平衡。肾阴亏损，阴精不能上承，因而心火偏亢，失于下降。肾阴不足或心火扰动，两者失去协调关系，则出现心火亢盛和肾阴不足的临床表现，如心烦不寐，入睡困难，心悸多梦，头晕耳鸣，腰膝酸软，潮热盗汗，五心烦热，咽干少津等，治以滋阴降火，交通心肾。

熟地、山药、山萸肉滋补肝肾；泽泻、丹皮、茯苓健脾渗湿；黄连清心降火；肉桂引火归原。

论治心肾不交，除以上常用的方剂外，在长期的临床实践中发现，中老年患者因社会压力大，脑力劳动过量，生活节奏过快，饮食不节，熬夜过多，家庭及社会矛盾缠身者，肝血耗损，肝气不舒，郁而化火，阴阳虚损，心肾不交，并且多伴有抑郁之症，据此自拟"不寐Ⅰ号"及"不寐Ⅱ号"方。

不寐Ⅰ号

酒白芍30～45g　　　枳壳20g　　　陈皮15g
砂仁20g　　　　　　熟地45g　　　干姜30g
制附子15～30g　　　肉桂6g　　　黄连6g

知母 6g　　　　　生龙牡各 30g　　　　　夜交藤 30g

炙甘草 15g

按语：此方治疗不寐伴心神不宁，胸胁胀满不适，神清淡漠，心烦易怒，精神不振，手足不温，小便清长，时而表现对周围事物的不满，舌淡，苔白，脉弦或无力。患者多因肝血亏虚，肝郁气滞，阳气不足，虚火扰心，心肾不交所致，多为阳虚体质。内经云："心者，君主之官，神明出焉""胃不和则卧不安"。肝胃不和，郁而化热而扰心神，加之阳虚不能入阴，心肾不交，阳浮于上，而扰神明，两火攻之，心神不安而致不寐。故方中白芍量大，可养血柔肝，防肝郁化火；陈皮、枳壳配白芍疏肝理气兼和胃气；干姜、制附子、肉桂辅助阳气，以求入阴；黄连、知母清心除烦；黄连、肉桂交通心肾；熟地滋阴，以阴中求阳，引阳入阴，以助交通心肾；砂仁，一则调理胃气，二则防熟地之腻，再则使阳气入阴；生龙牡、夜交藤重镇安神。全方舒肝和胃，交通心肾，重镇安神，助阳入阴，对不寐有其独特疗效，尤其对合并有抑郁之不寐疗效更佳。

不寐Ⅱ号

炙龟板 10g　　　　生地 15～30g　　　　玄参 15～30g

黄连 6g　　　　　肉桂 6g　　　　　　炒枣仁 20～30g

生龙牡各 30g　　　生甘草 6g

按语：此方治疗不寐特点多为患者平素睡眠质量较差，入睡困难，易醒，消瘦，口干，唇燥，心烦，尿黄，舌红，脉数。患者多为阴虚体质，心火亢盛，心肾不交，阳不入阴所致。方中生地、元参滋阴生津，清心火；龟板滋阴潜阳；黄连清心除烦，与肉桂合用交通心肾；肉桂可引火归原；酸枣仁养心安神；生龙牡敛心神兼镇惊安神；生甘草清心火兼调和诸药。诸药合用，滋阴潜阳，泻南补北，使阴平阳秘，心神即安。

第七章

肝胆系病证

第一节　胁痛

胁痛是指以一侧或两侧胁肋部疼痛为主要表现的病证，是临床上比较多见的一种自觉症状。胁，指侧胸部，为腋以下至第十二肋骨部的总称。可见于西医的多种疾病之中，如急慢性肝炎、胆囊炎、胆结石、胆道蛔虫、肋间神经痛等。

一、病因病机

胁痛的基本病机为气滞、血瘀、湿热蕴结致肝胆疏泄不利，不通则痛，或肝阴不足，络脉失养，不荣则痛。

若情志不舒，或抑郁，或暴怒气逆，均可导致肝脉不畅，肝气郁结，气机阻滞，不通则痛，发为胁痛。瘀血阻络，气行则血行，气滞则血瘀。肝郁气滞可以及血，久则引起血行不畅而瘀血停留，或跌仆闪挫，恶血不化，均可致瘀血阻滞胁络，不通则痛，而成胁痛。湿热蕴结外感湿热之邪，侵袭肝胆，或嗜食肥甘醇酒辛辣，损伤脾胃，脾失健运，生湿蕴热，内外之湿热均可蕴结于肝胆，导致肝胆疏泄不利，气机阻滞，不通则痛，而成胁痛。肝阴不足，素体肾虚，或久病耗伤，或劳欲过度，均可使精血亏损，导致水不涵木，肝阴不足，络脉失养，不荣则痛，而成胁痛。

二、辨证论治经验

临床多从气血论治，从肝郁气滞、瘀血阻络、肝络失养考虑。

肝郁（寒凝）气滞证疏肝（祛寒）理气，用柴胡疏肝散；瘀血阻络证祛瘀通络止痛，用血府逐瘀汤加减；肝络失养证养阴柔肝，缓急止痛，用一贯煎加减。

（一）肝郁气滞

王某，男，37岁，2012年7月初诊。

主诉：胁肋胀痛1月。

病史：患者胁肋胀痛、走窜不定，疼痛每因情志变化而增减，胸闷腹胀，喜嗳气，得嗳气则胀痛稍舒，纳少口苦，舌苔薄白，脉弦。

辨证：肝郁气滞。

治法：疏肝理气。

处方：柴胡疏肝散加减。

方药：柴胡 25g　　　白芍 12g　　　川芎 12g　　　枳壳 10g

　　　陈皮 12g　　　香附 10g　　　甘草 6g

按语：肝主疏泄，性喜条达，其经脉布胁肋循少腹。患者情志不遂，木失条达，致肝气郁结，经气不利，故见胁肋疼痛，胸闷，脘腹胀满；肝失疏泄，则情志抑郁易怒，喜嗳气；脉弦为肝郁不舒之征。治以疏肝理气。

柴胡、枳壳、陈皮、川芎、香附疏肝理气，解郁止痛；白芍、甘草缓急止痛。加减：若气滞及血，胁痛重者，酌加郁金、川楝子、延胡索、青皮以增强理气活血止痛之功；若兼见心烦急躁，口干口苦，尿黄便干，舌红苔黄，脉弦数等气郁化火之象，酌加栀子、黄芩、龙胆草等清肝之品；若伴胁痛、肠鸣、腹泻者，为肝气横逆，脾失健运之证，酌加白术、茯苓、泽泻、薏苡仁以健脾止泻；若伴有恶心呕吐，是为肝胃不和，胃失和降，酌加半夏、陈皮、藿香、生姜等以和胃降逆止呕。

（二）瘀血阻络

李某，女，54 岁，2011 年 8 月初诊。

病史：患者胁肋刺痛 1 年余，痛有定处，痛处拒按，入夜痛甚，胁肋下或见有包块，舌质紫暗，舌下脉络青紫，脉沉涩。

辨证：瘀血阻络。

治法：祛瘀通络止痛。

处方：血府逐瘀汤加减。

方药：当归 20g　　　生地 12g　　　桃仁 12g　　　红花 12g

　　　甘草 6g　　　 枳壳 12g　　　赤芍 12g　　　柴胡 12g

　　　桔梗 12g　　　川芎 10g

按语：瘀血内阻，肝络痹阻；肝郁日久，气滞血瘀，或跌仆损伤，致瘀血停着，痹阻胁络，故胁痛如刺，痛处不移，入夜痛甚。瘀结停滞，积久不散，则渐成癥块，胁肋下或见有包块。舌质紫暗，脉象沉涩，均属瘀血内停之征。治以祛瘀通络止痛。

当归、桃仁、红花、赤芍、川芎活血化瘀，消肿止痛；柴胡、桔梗、枳壳调畅气机，散瘀止痛。加减：若瘀血严重，有明显外伤史者，应以逐瘀为主，方选复元活血汤。方以大黄、桃仁、红花、穿山甲活血祛瘀，散结止痛，当归养血祛瘀，柴胡疏肝理气，天花粉消肿化痰，甘草缓急止痛，调和诸药。还可加三七粉另服，以助祛瘀生新之效。

（三）肝络失养

患者于某，女，47岁，2011年8月初诊。

主诉：胁肋隐痛2年，加重1周；患者胁肋隐隐作痛，遇劳加重，口干咽燥，心中烦热，头晕目眩，舌红少苔，脉细弦而数。

辨证：肝络失养。

治法：养阴柔肝，缓急止痛。

处方：一贯煎加减。

方药：

| 生地20g | 沙参15g | 枸杞子12g | 麦冬12g |
| 当归12g | 川楝子10g | 白芍12g | 炙甘草6g |

按语：肝脏体阴而用阳，其性喜条达而恶抑郁。肝肾阴亏，肝失所养，疏泄失常，气郁停滞，气郁生热，而致胁肋痛。阴虚液耗，津不上承，故口干咽燥，舌红少津。治以养阴柔肝，缓急止痛。

本方为柔肝的著名方剂。组方原则宗叶氏"肝为刚脏，非柔润不能调和"之意，在滋阴补血以养肝的基础上少佐疏调气机、通络止痛之品，宜于肝阴不足，络脉不荣的胁肋作痛。生地、沙参、枸杞子、麦冬滋补肝肾，养阴柔肝；当归、白芍、炙甘草滋阴柔肝，缓急止痛；川楝子疏肝理气止痛。加减：若两目干涩，视物昏花，可加草决明、女贞子；头晕目眩甚者，可加钩藤、天麻、菊花；若心中烦热，口苦甚者，可加栀子、丹参。肝阴不足所致胁痛，除久病体虚、失血等原因外，尚有因使用香燥理气之品太过所致者。一般说来，气滞作胀作痛，病者苦于疼痛胀急，但求一时之快，医者不察病起于虚，急于获效，以致香燥理气太过而伤肝阴，应引以为戒。

第二节　眩晕

眩晕，眩是指眼花或眼前发黑，晕是指头晕或感觉自身或外界景物旋转。由于二者常同时并见，故统称为眩晕。轻者闭目即止；重者如坐车船，旋转不定，不能站立，或伴有恶心、呕吐、汗出，甚则昏倒等症状。

一、病因病机

情志内伤，素体阳盛，加之恼怒过度，肝阳上亢，阳升风动，发为眩晕；或因长期忧郁恼怒，气郁化火，使肝阴暗耗，肝阳上亢，阳升风动，上扰清空，发为眩晕。饮食不节，损伤脾胃，脾胃虚弱，气血生化无源，清窍失养而作眩晕；或嗜酒肥甘，饥饱劳倦，伤于脾胃，健运失司，以致水谷不化精微，聚湿生痰，痰湿中阻，浊阴不降，引起眩晕。头部外伤或手术后，气滞血瘀，痹阻清窍，发为眩晕。肾为先天之本，藏精生髓，若先天不足，肾精不充，或者年老肾亏，或久病伤肾，或房劳过度，导致肾精亏虚，不能生髓，而脑为髓之海，髓海不足，上下俱虚，而发生眩晕。或肾阴素亏，肝失所养，以致肝阴不足，阴不制阳，肝阳上亢，发为眩晕。大病久病或失血之后，虚而不复，或劳倦过度，气血衰少，气血两虚，气虚则清阳不展，血虚则脑失所养，皆能发生眩晕。

二、辨证论治经验

临床多从肝阳上亢、气血亏虚、湿浊中阻和瘀血阻络考虑。

肝阳上亢治以平肝潜阳，清火息风，用天麻钩藤饮加减；气血亏虚，清阳不升，治以补气养血、调理心脾，用归脾汤加减；湿（痰）浊中阻应化痰祛湿，健脾和胃，用半夏白术天麻汤加减；瘀血（骨疣）阻络，治以祛瘀通络，活血通窍，用通窍活血汤加减。

（一）肝阳上亢

患者李某，男，45岁，2017年4月初诊。

主诉：眩晕1周。

病史：患者1周前与人吵架后出现眩晕，伴耳鸣，头目胀痛，口苦，遇烦劳郁怒而加重，平素急躁易怒。查体：颜面潮红，舌红苔黄，脉弦数。

辨证：肝阳上亢。

治法：平肝潜阳，清火息风。

处方：天麻钩藤饮加减。

方药：天麻20g　　钩藤20g　　石决明12g　　杜仲12g

　　　牛膝12g　　桑寄生10g　　黄芩10g　　甘草6g

　　　白芍12g

按语：肝为风木之脏，体阴而用阳，其性刚劲，主动，主升。患者平素急躁易怒，忧郁恼怒，肝阴暗耗致使肝阳偏亢，风阳上扰，故头目胀痛、眩晕。治以平肝潜阳，清火息风。

天麻、钩藤、石决明平肝潜阳息风；杜仲、牛膝、桑寄生补益肝肾；黄芩清肝泻火；白芍柔肝滋阴。加减：若见阴虚较盛，舌红少苔，脉弦细数较为明显者，可选生地、麦冬、玄参、何首乌、生白芍等滋补肝肾之阴。若肝阳化火，肝火亢盛，表现为眩晕、头痛较甚，耳鸣、耳聋暴作，目赤，口苦，舌红苔黄燥，脉弦数，可选用龙胆草、丹皮、菊花、夏枯草等清肝泻火。便秘者可选加大黄、芒硝或当归龙荟丸以通腑泄热。眩晕剧烈、呕恶、手足麻木或肌肉䐜动者，有肝阳化风之势，尤其对中年以上者要注意是否有引发中风病的可能，应及时治疗，可加珍珠母、生龙骨、生牡蛎等镇肝息风，必要时可加羚羊角以增强清热息风之力。

（二）气血亏虚，清阳不升

患者王某，女，36岁，2014年3月初诊。

主诉：眩晕1年。

病史：患者1年前劳累后头晕，视物旋转，动则尤甚，劳累即发，平素神疲乏力，倦怠懒言，心悸少寐。查体：面色萎黄，唇甲不华，舌淡苔薄白，脉细弱。

辨证：气血亏虚，清阳不升。

治法：补气养血，调理心脾。

处方：归脾汤加减。

方药：党参20g　　　白术12g　　　甘草6g　　　黄芪20g
　　　当归12g　　　茯神10g　　　远志12g　　　酸枣仁25g
　　　木香10g　　　龙眼肉12g　　　大枣5枚

按语：心藏神而主血，脾主思而统血，思虑劳累过度，心脾气血暗耗，脾气亏虚则神疲乏力，倦怠懒言；心血不足则见心悸少寐；面色萎黄，舌质淡，苔薄白，脉细弱均属气血不足之象。上述诸症虽属心脾两虚，却是以脾虚为核心，气血亏虚为基础。治以补气养血，调理心脾。

党参、白术、黄芪益气健脾；当归、龙眼肉、大枣补血生血；茯神、远志、酸枣仁补心益脾安神；木香行气，使全方补而不滞。加减：若气虚卫阳不固，自汗时出，易于感冒，重用黄芪，加防风、浮小麦益气固表敛汗；脾虚湿盛，泄泻或便溏者，加薏苡仁、泽泻、炒扁豆，当归炒用健脾利水；气损及阳，兼见畏寒肢冷，腹中冷痛等阳虚症状，加桂枝、干姜温中散寒；血虚较甚、面色㿠白无华，加熟地、阿胶、紫河车粉（冲服）等养血补血，并重用参芪以补气生血。若中气不足，清阳不升，表现时时眩晕，气短乏力，纳差神疲，便溏下坠，脉象无力者，用补中益气汤补中益气，升清降浊。

（三）湿（痰）浊中阻

患者王某，男，39 岁，2011 年 2 月初诊。

主诉：反复眩晕半年余。

病史：患者去年夏季无明显原因出现头晕头重，伴视物模糊，未引起重视，半年多来反复发作，遂来就诊。患者平素胸闷恶心，呕吐痰涎，食少多寐，舌苔白腻，脉濡滑。

辨证：湿浊中阻。

治法：化痰祛湿，健脾和胃。

处方：半夏白术天麻汤加减。

方药：半夏 12g　　白术 12g　　天麻 10g　　陈皮 12g
茯苓 20g　　薏苡仁 12g

按语：患者脾失健运，痰湿内生，上犯清窍，清阳不升，浊阴不降而发眩晕，故而自觉天旋地转，不能站立，目不能睁，"无痰不作眩"也。胸闷恶心，神疲乏力，苔白腻，脉滑，均为痰湿中阻之象。治以化痰祛湿，健脾和胃。

半夏、陈皮健脾燥湿化痰；白术、茯苓、薏苡仁健脾化湿；天麻化痰息风。加减：头晕头胀，多寐，苔腻者，加藿香、佩兰、石菖蒲等醒脾化湿开窍；呕吐频繁，加代赭石、竹茹和胃降逆止呕；脘闷、纳呆、腹胀者，加厚朴、白蔻仁、砂仁等理气化湿健脾；耳鸣、重听者，加葱白、郁金、石菖蒲等通阳开窍。痰浊郁而化热，痰火上犯清窍，表现为眩晕，头目胀痛，心烦口苦，渴不欲饮，苔黄腻，脉弦滑，用黄连温胆汤清化痰热。若素体阳虚，痰从寒化，痰饮内停，上犯清窍者，用苓桂术甘汤合泽泻汤温化痰饮。

（四）瘀血阻络

患者赖某，男，64 岁，2011 年 7 月初诊。

主诉：眩晕伴头痛 1 年。

病史：患者 1 年前因头部外伤出现眩晕耳鸣，偶有头痛，精神不振。查体：面唇紫暗，舌暗有瘀斑，脉涩。

辨证：瘀血阻络。

治法：祛瘀通络，活血通窍。

处方：通窍活血汤加减。

方药：桃仁 12g　　　红花 12g　　　川芎 10g　　　赤芍 12g

　　　当归 20g　　　地龙 10g

按语：患者因外伤导致血瘀不行，瘀血停聚，日久清窍失养，发为眩晕耳鸣。面唇紫暗，舌暗有瘀斑，脉涩为瘀血阻络之象，治以祛瘀通络，活血通窍。

桃仁、红花、川芎、赤芍活血化瘀，通窍止痛；当归养血活血；感寒加重者，加附子、桂枝温经活血；若天气变化加重，或当风而发，可重用川芎，加防风、白芷、荆芥穗、天麻等理气祛风止痉。

第三节　中风（恢复期）

中风恢复期指发病 2 周后或一个月至半年内，患者神志渐清，痰火渐平，饮食稍进。

一、病因病机

中风患者大多是在内伤积损的基础上，复因劳逸失度、情志不遂、饮酒饱食或外邪侵袭等诱发，恢复期的病机大多以气血失调、血脉瘀阻不畅为主。

二、辨证论治经验

临床治疗本病多从气虚络瘀和肝肾亏虚辨证。

气虚络瘀证应益气养血，化瘀通络，方用补阳还五汤加减；肝肾亏虚者滋补肝肾，用左归丸合地黄饮子加减。

（一）气虚络瘀

患者李某，女，43 岁，2012 年 2 月初诊。

主诉：肢体偏枯不用 3 月，患者 3 个月前因患"脑梗死"于某西医医院住院治疗（具体治疗不详），出院时遗留左侧肢体偏枯不用。查体：左侧上下肢软无力，面色萎黄，舌质淡紫或有瘀斑，苔薄白，脉细涩。

辨证：气虚络瘀。

治法：益气养血，化瘀通络。

处方：补阳还五汤加减。

方药：赤芍 12g　　　当归 20g　　　黄芪 20g　　　地龙 10g

　　　桃仁 12g　　　红花 12g　　　川芎 10g

按语：肝主风又主藏血，喜畅达而行疏泄，"邪之所凑，其气必虚"，气为血之帅，本证中风半身不遂，一属中气不足则邪气中之，二属肝血瘀滞经络不畅，气虚血瘀发为肢体偏枯不用。舌质淡紫或有瘀斑，苔薄白，脉细涩为气虚络瘀之象，治以益气养血，化瘀通络。

黄芪补气养血；桃仁、红花、川芎、赤芍养血活血，化瘀通经；地龙通络。加减：中风病恢复期和后遗症期多以气虚血瘀为基本病机，故此方亦常用于恢复期和后遗症期的治疗。气虚明显者，加党参、太子参以益气通络；言语不利，加远志、石菖蒲、郁金以祛痰利窍；心悸、喘息，加桂枝、炙甘草以温经通阳；肢体麻木加木瓜、伸筋草、防己以舒筋活络；上肢偏废者，加桂枝以通络；下肢瘫软无力者，加川断、桑寄生、杜仲、牛膝以强壮筋骨；小便失禁加桑螵蛸、益智仁以温肾固涩；血瘀重者，加莪术、水蛭、鬼箭羽、鸡血藤等破血通络之品。

（二）肝肾亏虚

患者王某，男，67 岁，2012 年 3 月初诊。

主诉：左侧肢体无力 7 个月。

病史：患者 7 个月前晨起后出现左侧肢体无力，不能行走，于某西医院住院治疗 1 个月，诊断为"脑出血"，出院后遗留左侧半身不遂，患肢僵硬，拘挛变形，平素易夜间出汗，手足心热，舌红脉细。

辨证：肝肾亏虚。

治法：滋补肝肾。

处方：左归丸合地黄饮子加减。

方药：干地黄 30g　　　何首乌 30g　　　枸杞子 15g　　　山萸肉 12g

　　　麦冬 12g　　　石斛 12g　　　当归 20g

按语：患者中风日久，肝肾亏虚，阴血不足，筋脉失养，致使患肢缺少津液濡养，出现僵硬，拘挛变形。阴血不足，虚热内生，致使夜间出汗，手足心热。治以滋补肝肾。

左归丸功专滋补肝肾真阴，用于精血不足，不能荣养筋脉，腰膝酸软，肢体不用等症；地黄饮子功能滋肾阴，补肾阳，开窍化痰，用于肝肾虚衰，虚火上炎。地黄、何首乌、枸杞子、山萸肉补肾益精；麦冬、石斛养阴生津；当归养血活血。

第四节 头痛

头痛是临床常见的症状，通常将局限于头颅上半部，包括眉弓、耳轮上缘和枕骨隆突连线以上部位的疼痛统称头痛。中医所说的头痛是因外感六淫、内伤杂病而引起的，以头痛为主要表现的一类病证。

一、病因病机

感受外邪多因起居不慎，坐卧当风，感受风寒湿热等外邪上犯于头，清阳之气受阻，气血不畅，阻遏络道而发为头痛，但"风为百病之长"、六淫之首，常夹寒、湿、热邪上袭。若风夹寒，寒为阴邪伤阳，清阳受阻，寒凝血滞，络脉绌急而痛；若夹热邪，风热上炎，侵扰清空，气血逆乱而痛；若夹湿邪，湿性黏滞，湿蒙清阳，头为"清阳之府"，清阳不布，气血不畅而疼痛。外邪所致头痛，其病机如《医碥·头痛》所说："六淫外邪，惟风寒湿三者最能郁遏阳气，火暑燥三者皆属热，受其热则汗泄，非有风寒湿袭之，不为害也。然热甚亦气壅脉满，而为痛矣。"

情志郁怒，长期精神紧张忧郁，肝气郁结，肝失疏泄，络脉失于条达，拘急而头痛；或平素性情暴逆，恼怒太过，气郁化火，日久肝阴被耗，肝阳失敛而上亢，气壅脉满，清阳受扰而头痛。

饮食不节，素嗜肥甘厚味，暴饮暴食，或劳伤脾胃，以致脾阳不振，脾不能运化转输水津，聚而痰湿内生，以致清阳不升，浊阴下降，清窍为痰湿所蒙；或痰阻脑脉，痰瘀痹阻，气血不畅，均可致脑失清阳、精血之充，脉络失养而痛。如丹溪所言"头痛多主于痰"。饮食伤脾，气血化生不足，气血不足以充营脑海，亦为头痛之病因病机。

内伤不足，先天禀赋不足，或劳欲伤肾，阴精耗损，或年老气血衰败，或久病不愈，产后、失血之后，营血亏损，气血不能上营于脑，髓海不充则可致头痛。此外，外伤跌仆，或久病入络则络行不畅，血瘀气滞，脉络失养而易致头痛。头为神明之府、"诸阳之会"，脑为髓海，五脏精华之血，六腑清阳之气皆能上注于头，即头与五脏六腑之阴精、阳气密切相关，凡能影响脏腑之精血、阳气的因素皆可成为头痛的病因，归纳起来不外外感与内伤两类。病位虽在头，但与肝脾肾密切相关。风、火、痰、瘀、虚为致病之主要因素。邪阻脉络，清窍不利；精血不足，脑失所养，为头痛之基本病机。

二、辨证论治经验

临床证型较多，外感头痛分为风寒、风湿，内伤头痛包括肝阳上亢、痰浊、瘀血，还有临床常见太少合病之头痛。

对于外感头痛，风寒外袭头痛当疏风散寒止痛，治用川芎茶调散加减，风湿头痛当祛风胜湿止痛，治用羌活胜湿汤加减；肝阳上亢当平肝潜阳息风，方用天麻钩藤饮加减；痰浊头痛当燥湿化痰，方用半夏白术天麻汤；瘀血阻络（骨疣阻络）当活血化瘀，通络止痛，方用通窍活血汤加减；太少合病当疏经通络，方用麻黄细辛附子汤加减。

（一）风寒外袭头痛

患者王某，女，35岁，2011年11月就诊。

主诉：头痛1周。

病史：患者1周前骑摩托后出现头痛，连及项背，常有拘急收紧感，伴恶风畏寒，遇风更甚，苔薄白，脉浮紧。

辨证：风寒外袭头痛。

治法：疏风散寒止痛。

处方：川芎茶调散加减。

方药：川芎12g　　荆芥10g　　防风12g　　藁本10g
　　　白芷12g　　羌活10g　　细辛6g

按语：患者1周前感受风寒之邪。所谓"伤于风者，上先受之"，"巅高之上，惟风可到"。故外邪自表侵袭太阳经络，上犯巅顶，清阳之气受阻，气血不畅，阻遏络道，而致头痛，连及项背，常有拘急收紧感，伴恶风畏寒，遇风更甚，治以疏风散寒止痛。

川芎善行头目，活血通窍，祛风止痛，为治头痛之要药；荆芥、防风、藁本、白芷、羌活、细辛疏风解表，散寒止痛。加减：若鼻塞流清涕，加苍耳、辛夷散寒通窍；项背强痛，加葛根疏风解肌；呕恶苔腻，加藿香、半夏和胃降逆；颠顶痛加藁本祛风止痛，若颠顶痛甚，干呕，吐涎，甚则四肢厥冷，苔白，脉弦，为寒犯厥阴，治当温散厥阴寒邪，方用吴茱萸汤加半夏、藁本、川芎之类，以吴茱萸暖肝温胃，人参、姜、枣助阳补土，使阴寒不得上干，全方协同以收温散降逆之功。

（二）风湿头痛

患者李某，男，48 岁，2012 年 2 月初诊。

主诉：间断头痛 2 年。

病史：患者 2 年前洗冷水澡后出现头痛，2 年来间断发作，开始时服止痛片可缓解，1 个月前服止痛片无效，遂来就诊诉头痛如有布裹，觉肢体困重，大便不成形，苔白腻，脉濡。

辨证：风湿头痛。

治法：祛风胜湿止痛。

处方：羌活胜湿汤加减。

方药：羌活 20g　　独活 20g　　川芎 12g　　蔓荆子 12g
　　　藁本 12g　　白芷 12g　　防风 10g　　细辛 6g

按语：患者因洗冷水澡感受风湿之邪，风湿之邪侵袭肌表所致。风湿之邪客于太阳经脉，经气不畅，致头痛，如有布裹。湿性易损伤脾胃，致使脾胃运化失司，致使肢体困重，大便不成形。治以祛风胜湿止痛。

羌活、独活、蔓荆子、藁本、白芷、防风、细辛祛风除湿，散寒止痛；川芎活血止痛。加减：若湿浊中阻，症见胸闷纳呆、便溏，可加苍术、厚朴、陈皮等燥湿宽中；若恶心呕吐者，可加生姜、半夏、藿香等芳香化浊，降逆止呕；若见身热汗出不畅，胸闷口渴者，为暑湿所致，宜清暑化湿，用黄连香薷饮加藿香、佩兰等。

（三）肝阳上亢

患者韩某，男，53 岁，2013 年 4 月就诊。

主诉：头痛 3 天。

病史：患者 3 天前生气后出现头部胀痛，两侧厉害，偶有头晕，平素急躁易怒，口苦，大便秘结，面红，舌红苔黄，脉弦数。

辨证：肝阳上亢。

治法：平肝潜阳息风。

处方：天麻钩藤饮加减。

方药：天麻 25g　　钩藤 20g　　石决明 10g　　杜仲 10g
　　　牛膝 12g　　桑寄生 10g　　黄芩 12g　　甘草 6g
　　　白芍 12g

按语：患者平素急躁易怒，肝阳上亢，气火循经上扰清窍，以致头部胀痛，以两侧头部疼痛为主，舌红苔黄，脉弦数为肝阳上亢之典型舌脉，治以平肝潜阳息风。

天麻、钩藤、石决明平肝潜阳息风；杜仲、牛膝、桑寄生补益肝肾；黄芩清肝泻火；白芍柔肝滋阴。加减：若见肝肾阴虚，症见朝轻暮重，或遇劳加重，脉弦细，舌红苔薄少津者，酌加生地、何首乌、女贞子、枸杞子、旱莲草等滋养肝肾；若头痛甚，口苦、胁痛，肝火偏旺者，加郁金、龙胆草、夏枯草以清肝泻火，火热较甚，亦可用龙胆泻肝汤清降肝火。

（四）痰浊头痛

患者苏某，男，44 岁，2018 年 3 月就诊。

主诉：头闷痛 1 年。

病史：患者 1 年前无明显诱因出现头痛、昏蒙，伴胸脘满闷，纳呆，体胖，平素喜肥甘厚腻之品，面色白，舌苔白腻，脉弦滑。

辨证：痰浊阻滞。

治法：燥湿化痰。

处方：半夏白术天麻汤。

方药：半夏 12g　　白术 12g　　天麻 12g　　陈皮 10g
　　　茯苓 10g　　薏苡仁 10g

按语：患者平素喜肥甘厚腻之品，致脾失健运，聚湿生痰，痰浊中阻，清阳不升，浊阴不降，清窍失养，浊阴上蒙，所以头痛而昏蒙。痰阻胸膈，胃气上逆，所以胸脘痞满，纳呆呕恶。治以燥湿化痰。

半夏、陈皮健脾燥湿化痰；白术、茯苓、薏苡仁健脾化湿；天麻化痰息风。加减：可加厚朴、蔓荆子、白蒺藜运脾燥湿，祛风止痛；若痰郁化热显著者，可加竹茹、枳实、黄芩清热燥湿。

（五）瘀血阻络

患者崔某，男，54 岁，2012 年 3 月初诊。

主诉：头痛 3 年。

病史：患者 3 年前因外伤出现头痛，3 年来头痛经久不愈，痛有定处，痛如针刺，舌紫暗或有瘀斑，脉细涩。

辨证：瘀血阻窍。

治法：活血化瘀，通络止痛。

处方：通窍活血汤加减。

方药：桃仁 12g　　　红花 12g　　　川芎 10g　　　赤芍 12g
　　　当归 20g　　　地龙 12g

按语：患者 3 年前因外伤致头部血瘀不行，瘀血停聚，阻滞经脉气血运行，不通则痛，瘀血致痛，痛有定处，痛如针刺。舌紫暗或有瘀斑，脉细涩为瘀血阻络之舌脉象，治以活血化瘀，通络止痛。

桃仁、红花、川芎、赤芍活血化瘀止痛；当归养血活血；地龙搜风剔络止痛。加减：可酌加郁金、石菖蒲、细辛、白芷以理气宣窍，温经通络；头痛甚者，可加全蝎、蜈蚣、地鳖虫等虫类药以逐风邪，活络止痛；久病气血不足，可加黄芪、当归以助活络化瘀之力。

（六）太少合病

患者曹某，男，27 岁，2015 年 8 月就诊。

主诉：头痛 10 天。

病史：患者 10 天前感冒后出现头痛，鼻塞，流涕，自服感冒药后鼻塞、流涕基本消失，但头痛未见明显缓解，疼痛部位偏于额部及两侧，舌淡苔白，脉浮紧。

辨证：太少合病。

治法：祛邪散寒，疏经通络。

处方：麻黄细辛附子汤加减。

方药：麻黄 12g　　　细辛 6g　　　制附子 12g　　　白芷 10g

　　　　　白芍 12g　　　桂枝 10g　　　砂仁 10g　　　炙甘草 6g

　　按语：患者感寒受风，风邪侵袭太阳少阳，致使出现两经受邪，邪气循经上扰清窍，出现头痛，疼痛部位偏于额部及两侧，治以祛邪散寒，疏经通络。

　　麻黄发汗解表，附子温经助阳，细辛通彻表里，助麻黄发汗解表，协附子内散阴寒；白芷入太阳经，疏通太阳经脉。

第八章
脾胃系病证

我从医 30 余年对脾胃病研究较多，尤其近几年接触火神派学术思想后对于脾胃病的病因病机、辨证、治疗更是得心应手，故此章专列一节，讲述我从医以来对脾胃病方面的认识。

　　从经脉的角度来讲，十二经脉为气血运行通道，循行由肺经开始，而肺经起于中焦，五行之中，脾胃为中焦属土，为气血生化之源。《铜人腧穴针灸图经》在对肺经起于中焦的解释中指出"中焦者，在胃中脘，主腐熟水谷，水谷精微上注于肺，肺行荣卫，故十二经脉自此为始"。《灵枢·营卫生会》指出："中焦亦并胃中，出上焦之后，此所受气者，泌糟粕，蒸津液，化其精微，上注于肺脉，乃化而为血，莫贵于此，故独得行于经隧，命曰营气"，说明水谷入胃以后，其精微之气通过中焦散发上行。

　　从脏腑角度来讲，脾胃在五行属土，是"后天之本"，其重要性由此可见。中医还讲，夏季正是养脾胃的好时机，然而，很多人夏天的生活习惯非但不能养脾胃，反而会伤害脾胃。比如狂吃冷饮，一到夏天，冷饮便进入了热销期，有些人吃起来毫无节制，寒气也随之进入体内，而寒伤脾胃；比如猛吹空调，空调吹出的冷风为外寒，外寒由皮毛或由腹部而入，通过脏腑之间关系进而入脾胃，也对脾胃不利；再如穿衣露腰腹，夏日的街头，很多时尚女孩穿着露脐装，赶时髦的代价是脾胃受伤；再如喝太多凉茶，近年来，凉茶逐渐"北上"，成为全民喜爱的饮料，凉茶内含性凉的中草药成分，对于脾胃本就虚寒的人来说，喝太多凉茶就是"雪上加霜"；再如蔬菜只吃生的，不烹制，热天在厨房做饭是种煎熬，因此很多人选择不用开火的凉拌菜或者直接生吃，但凉菜偏凉，生吃不容易消化，都伤害脾胃；再如沉迷麻辣重口味，夏天夜晚的街头，经常可看到很多人食用麻辣之类食物，夏天湿气较重，吃点麻辣的食物有助于除湿、开胃和醒脾，但吃得太多会刺激胃肠道，而使脾胃受损；再如熬夜，夏天昼长夜短，再加上炎热，很多人习惯晚睡，然而熬夜伤阴，容易引起阴虚、气虚，不仅伤害脾胃，五脏都很受伤，要想养生，必须睡好"子午觉"，即晚上睡觉不能晚于 11 点，中午再睡半个小时，才有益于健康；再如滥用抗生素，很多人生病后都想着输液，这就使得本就容易虚寒的脾胃更加虚寒。由此可见，脾胃本就容易虚寒，再加之各种因素可导致脾胃受损，从而影响各个脏器的功能。

　　李东垣脾胃论的核心是："脾胃内伤，百病由生。"这与《内经》中讲到的"有胃气则生，无胃气则死"的论点有异曲同工之妙，都十分强调胃气的作用。中医临床疾病不外乎外感、内伤两大类。对于内伤疾病，脾胃内伤最为常见，其原因有三：一为饮食不节；二为劳逸过度；三为精神刺激。另外，脾胃属土居中，与其他四脏关系密切，不论哪脏受邪或劳损内伤，都会伤及脾胃。同时，各脏器的疾病也都可以通过脾胃来调和濡养、协调解决。在早期从事临床时，发现脾胃病以湿邪阻滞者多，这正符合"脾胃为太阴湿土，得阳始运"，所以早期用化湿行气健脾之方较多，但随着经济的发展，以及上述诸多外界寒凉因素的影响，导致脾胃受损，故而虚寒，所以在后期的临床诊治中，我在脾胃病的治疗中，多采用温阳之法以求治其本而顾护脾胃，所以用方较多的附子、干姜类等温中健脾之法。

第一节　胃痛

胃痛，又称胃脘痛，是以上腹胃脘近心窝处疼痛为主证的病证。胃痛也称胃脘痛，所谓"胃脘当心而痛"。

一、病因病机

1. 外邪犯胃　《素问·举痛论》："寒气客于肠胃之间，膜原之下，血不得散，小络急引故痛。"寒、热、湿邪内客于胃导致胃脘气机阻滞，根据不通则痛之理，则发生胃痛；寒暖失宜导致外感寒邪，寒性收引进而气机凝滞，胃气失和而胃痛。

2. 饮食伤胃　饮食不节，饥饱无常致损伤脾胃，胃失和降，气机失调，不通则痛；过食辛辣刺激，肥甘厚味，恣饮酒浆，蕴湿生热，湿热中阻，灼扰胃腑导致胃痛。

3. 情志不畅　忧思恼怒，情志不遂导致肝失疏泄，肝气郁结，横逆犯胃致胃失和降；肝郁日久化火，郁火乘胃，肝胃郁热，胃络不畅，胃脘灼热而痛。

4. 素体脾虚　素体脾胃虚弱，劳倦过度，饮食所伤或者久病致中焦虚寒，脉络失于温养，根据"不荣则痛"进而发生疼痛。

二、辨证论治经验

临床上包括虚证和实证，虚证有脾胃虚寒、中气不足，实证则包括寒凝气滞、肝胃不和、湿阻中焦、气滞血瘀、寒凝气滞湿阻。另外还有上热下寒之证。

　　虚证之胃痛则治其本，补脾益气，脾胃虚寒则补益脾胃，温中健脾，方用黄芪建中汤；中气不足则补益中气，当用补中益气汤。

　　实证之胃痛则以祛邪为主，兼顾正气，寒凝气滞当温胃散寒，行气止痛，方用良附丸；肝胃不和则疏肝行气，和胃止痛，方用柴胡疏肝散；湿阻中焦则化湿和中，方用平胃散；气滞血瘀则行气活血，方用失笑散合丹参饮；寒凝湿阻气滞则散寒祛湿，行气止痛，方用良附丸合平胃散；上热下寒之证应清上温下，选用黄连汤。

　　（一）脾胃虚寒

　　李某，男，45岁，2016年4月初诊。

　　病史：胃脘隐痛1个月，疼痛绵绵不已，得食则痛减或暂时缓解，多食则脘腹痞胀，泛吐清水，饮食喜热，胃部有冷感，四肢不温，倦怠无力，大便溏薄，舌质红，舌苔薄白，脉弱无力。

　　辨证：脾胃虚寒。

　　治法：补益脾胃，温中健脾。

　　方药：黄芪建中汤加减。

　　处方：黄芪10g　　　　干姜10g　　　　甘草6g　　　　白术10g
　　　　　人参10g

　　按语：本病案中患者胃痛得热后痛减，说明病性属寒，与患者四肢不温，胃部冷感相符。患者痛势较缓，隐隐作痛，说明属于虚证，综合而言，属于脾胃虚弱。故方中用黄芪以益气补中，干姜以温胃散寒，白术健脾，人参益气，二者加强黄芪的作用，诸药合用以治本。

　　（二）中气不足

　　王某，女，45岁，2014年3月就诊。

　　病史：发作性胃脘痛2年，痛势较缓，寒凉饮食则加剧，喜温喜按，口淡无味，舌淡红，苔白细。

　　辨证：中气不足。

　　治法：补益中气，和胃止痛。

　　方药：补中益气汤。

处方：黄芪 60g　　　党参 30g　　　炒白术 30g　　　陈皮 12g

　　　升麻 10g　　　柴胡 6g　　　当归 12g　　　川朴 30g

　　　枳实 30g　　　知母 10g　　　砂仁 15g　　　炙甘草 10g

按语：脾胃为中焦，中气不足则予以补益中气，方用补中益气汤，方中重用黄芪 60g 以治本补气，配以党参、白术加强补气养阴之效，配以砂仁以健脾和胃，陈皮、枳实、川朴以助补气而使补而不滋腻，升麻以助其气上升。

（三）寒凝气滞

黄某，男，34 岁，2011 年 4 月初诊。

主诉：胃脘疼痛 1 天。

病史：患者 1 天前饮冷后胃痛突然发作，脘部痛而拘急，痛处喜暖畏寒，温敷可使痛减，口不渴，喜热饮，舌苔薄白，脉弦紧。

辨证：寒凝气滞。

治法：温胃散寒，行气止痛。

方药：良附丸。

处方：高良姜 10g　　　香附 10g

按语：本病患者较重，若疼痛轻者服生姜汤，结合局部热熨，即可缓解；本病势较重用良附丸。方用高良姜温胃止呕，散寒止痛，香附 10g 理气止痛。在此基础上，若寒邪不散，疼痛不解者，加肉桂、木香、厚朴加强温中散寒之力。

（四）肝胃不和

莫某，男，56 岁，2012 年 3 月就诊。

主诉：胃脘胀痛 1 周。

病史：1 周前患者与邻居吵架后出现胃脘胀痛，情志不舒时痛势加重，嗳气频繁，大便不爽，时结或溏，饮食减少，舌苔薄白，脉弦。

辨证：肝胃不和。

治法：疏肝理气，和胃止痛。

方药：柴胡疏肝散加减。

处方：柴胡 10g　　　陈皮 10g　　　川芎 10g　　　香附 10g

　　　枳壳 10g　　　芍药 10g　　　炙甘草 6g

按语：本病案中有明显的诱因，因情志不畅而发病，再者出现胃部疼痛症状，辨证属肝胃不和，故选用疏肝和胃之柴胡疏肝散。方中用柴胡为主以疏肝，配以陈皮、川芎、香附以加强疏肝理气之功效，加以芍药以和胃止痛。若因情志致胃部疼痛较著者，可加用金铃子散以增加理气止痛之效；若嗳气频繁者，可加代赭石 15g 和胃降逆；泛吐酸水者，加左金丸，或加乌贼骨 15g、川贝母 10g、煅瓦楞子 15g 和胃制酸。

（五）湿阻中焦

李某，男，27 岁，2013 年 7 月就诊。

主诉：胃脘热感疼痛 2 个月。

病史：患者 2 个月前无明显诱因出现胃脘疼痛，有灼热感，自行服药后症状缓解，但仍偶有发作，脘痞嘈杂，口干而苦，口渴不欲饮水，小便黄，大便不爽，舌红，苔黄腻，脉滑数。

辨证：湿热阻滞中焦。

治法：清热化湿，理气和中。

方药：平胃散加减。

处方：苍术 10g　　　厚朴 10g　　　陈皮 10g　　　甘草 6g
　　　黄连 10g

按语：本病案患者胃脘部疼痛性质为灼热，加之小便黄，属于热证，根据大便及舌脉象，综合辨证属湿热阻滞中焦，本方为燥湿健脾之剂，苍术燥湿健脾为君药，厚朴除湿散满为臣，陈皮理气化痰，诸药合用，共奏燥湿之功，最后加以黄连以清湿热。若辨证属湿热并伴胃气上逆、恶心呕吐者加竹茹、代赭石以清热和胃降逆；气机阻滞而便秘者，加枳实行气导滞；兼有食积停滞者，加山楂、神曲、莱菔子、连翘以清热化湿，消滞和中。

（六）气滞血瘀

郭某，女，45 岁，2013 年 11 月就诊。

病史：胃痛反复发作 2 年，延久不愈，痛处拒按，痛如针刺，饥时痛减，食后转重，甚或出现黑便或呕血，舌质有紫色瘀斑，脉细涩。

辨证：气滞血瘀。

治法：化瘀通络，理气和胃。

处方：失笑散合丹参饮。

方药：五灵脂10g　　蒲黄10g　　　丹参10g　　　砂仁10g

　　　大黄炭10g　　三七6g

按语：本病案中患者症状较典型，疼痛固定且如针刺，属于瘀血之症，再有瘀斑从而证明瘀血更甚，瘀血不行血络而出血导致黑便、呕血，故辨证属瘀血，选用化瘀之失笑散起活血化瘀散结止痛的功效，治血瘀内阻之胃痛；再配以丹参饮以活血化瘀、行气止痛。

（七）寒凝湿阻气滞

马某，女，44岁，2018年1月就诊。

主诉：胃脘疼痛2天。

病史：患者2天前胃痛突然发作，伴胃脘部胀满不适，并常因情志不畅而加重，上腹部疼痛而拘急，痛处喜暖畏寒，温敷可使痛减，口不渴，喜热饮，舌苔薄白，脉弦紧。

辨证：寒凝湿阻气滞。

治法：温中散寒，行气化湿止痛。

处方：良附丸合平胃散。

方药：高良姜10g　　香附10g　　　苍术10g　　　厚朴10g

　　　陈皮10g　　　甘草6g　　　　当归10g　　　黄连10g

按语：本病案中患者以疼痛为主，多种原因可引起疼痛，但根据患者热敷后减轻可知为寒邪导致疼痛，而又因情志不畅而加重，属气滞导致寒凝加重，再根据患者口不渴及脉象，可判断为夹杂湿邪，故辨证属寒凝湿阻气滞。选用良附丸用以温胃散寒，方中高良姜温胃散寒，香附理气止痛。平胃散为燥湿健脾之剂，苍术燥湿健脾为君药，厚朴除湿散满为臣，陈皮理气化痰，诸药合用，共奏燥湿之功。两方合用，使得寒解湿去气行。

（八）上热下寒

黄某，男，64岁，2013年7月就诊。

病史：胃脘疼痛不适5天，胃脘部发热嘈杂，但手足冰冷，小便清长，四肢无力，大便稀溏，舌红苔白，脉缓。

辨证：上热下寒。

治法：清上温下。

处方：黄连汤。

方药：黄连 10g　　炮姜 10g　　炙甘草 6g　　桂枝 10g

　　　　党参 10g　　半夏 10g　　大枣 3 枚

按语：本病案中患者既有热象，又有寒象，但以部位区分属上热下寒之症。胸中有热，胃中有寒为本方主症，方中黄连泻胸中之热为君药，炮姜、桂枝为臣药，温胃中之寒，与黄连通用，使寒热调和，半夏和胃降逆，党参、大枣益气和中，诸药合用，使寒热消散，升降恢复。

第二节　恶心

恶心是指胃中泛呕，不欲饮食。

一、病因病机

湿邪内阻，寒湿停聚导致脾虚失运，胃失和降，气机不降反升，故而恶心。

二、辨证论治经验

临床恶心多与湿邪关系较大，分湿浊中阻与气滞湿阻，另有少阳病多见此证。

湿浊中阻者应化湿和胃，理气解郁，方用平胃散；气滞湿阻应化湿行气，方用藿香正气散；少阳病应当和解少阳，方用小柴胡汤。

（一）湿浊中阻

郭某，女，47 岁，2017 年 2 月初诊。

主诉：发作性恶心 3 个月。

病史：患者 3 个月前无明显诱因出现恶心欲吐时作，喜吐涎沫，时时欲吐，不思饮食，舌淡红，苔白滑，脉弦细或濡滑。

辨证：湿浊中阻。

治法：化湿和胃，理气解郁。

处方：平胃散合小半夏汤。

方药：苍术 10g　　厚朴 10g　　陈皮 10g　　甘草 6g

　　　　当归 10g　　黄连 10g　　半夏 10g　　生姜 30g

茯苓 25g

按语：本病患者喜吐涎沫，说明水液代谢障碍，湿邪聚于体内，故治应化湿。小半夏汤祛痰化痰，方中半夏化痰饮，平胃散燥湿健脾，行气和胃，二方合用，共奏祛痰化湿之功，方中加茯苓并且重用加强健脾利湿之效，使利湿、化湿二合一，加强祛湿功效。

（二）气滞湿阻

孟某，男，56 岁，2011 年 6 月初诊。

病史：恶心 1 个月，恶心不时发作，常伴胃脘部胀满不适，并常因情志不畅而加重。口不渴，喜热饮，舌苔薄白，脉弦紧。

辨证：气滞湿阻。

治法：化湿行气。

处方：藿香正气散。

方药：藿香 10g　　　紫苏 10g　　　白芷 10g　　　大腹皮 10g
　　　茯苓 30g　　　白术 10g　　　陈皮 10g　　　厚朴 10g
　　　半夏 10g　　　桔梗 10g　　　甘草 6g　　　生姜 10g

按语：本病案中患者恶心症状因情志不畅而加重，可想而知有气滞的因素，患者恶心不时发作是因为湿邪阻滞，气机不利故而恶心。方中以藿香、茯苓化湿健脾，以陈皮、厚朴、紫苏行气，降胃之浊气，加白芷入脾胃经，以引药入经，半夏、生姜和胃降逆，加强本方主治功用。

（三）少阳病

张某，男，28 岁，2013 年 10 月就诊。

病史：发作性恶心 10 余天，恶心时作，兼吐清水，口淡喜暖，脘闷不舒，喜叹气，舌淡苔白，脉浮或迟缓。

辨证：少阳病。

治法：和解少阳。

处方：小柴胡汤。

方药：柴胡 15g　　　黄芩 15g　　　党参 10g　　　半夏 10g
　　　炙甘草 6g　　　生姜 30g　　　大枣 3 枚

按语：少阳经病证表现为三焦经以及胆经的病证。少阳病证，邪不在表，也不在里，汗、吐、下三法均不适宜，只有采用和解方法。本方中柴胡透解邪热，疏达经气；黄芩清泄邪热；半夏和胃降逆；党参、炙甘草扶助正气，抵抗病邪；生姜、大枣和胃气，生津。使用以上方剂后，可使邪气得解，少阳得和，上焦得通，津液得下，胃气得和，有汗出热解之功效。

● 第三节　腹胀

腹胀是指腹部胀满、时作时止的病证。可单独出现，又常与胃痛、吞酸并见。

一、病因病机

外邪或内因导致气血运行不畅，气机失降，故而胀满。外邪有寒凝、湿邪，亦有多邪夹杂而发病者，内因则有肝郁、血虚、气虚之证。

二、辨证论治经验

寒凝气滞则散寒行气，方用良附丸合柴胡疏肝散；湿邪中阻则化湿和中，方用平胃散；气滞湿阻则化湿行气，方用藿香正气散；中气不足则健脾益胃和中，方用补中益气汤；肝郁气滞则疏肝理气，降气止满，方用柴胡疏肝散；血虚寒凝气滞则行气补血，散寒止痛，方用良附丸合逍遥散或当归四逆加吴茱萸生姜汤加理气药；气虚气滞则补气行气，方用补中益气汤。

（一）寒凝气滞

王某，女，57岁，2014年4月初诊。

病史：腹胀1天，腹胀突然发作，脘部痛而拘急，痛处喜暖畏寒，温敷可使痛减，口不渴，喜热饮，舌苔薄白，脉弦紧。

辨证：寒凝气滞。

治法：散寒行气。

处方：良附丸合柴胡疏肝散。

方药：柴胡10g　　陈皮10g　　川芎10g　　香附10g

枳壳10g　　芍药10g　　炙甘草6g　　高良姜10g

炮姜6g　　吴茱萸6g

按语：本病案患者腹胀突然发作，且喜暖，是由于寒邪阻碍气机，导致气机不畅从而腹胀，方用良附丸合柴胡疏肝散，柴胡疏肝散其方重在行气，主治肝气郁结，不得疏泄，方用四逆散去枳实，加陈皮、枳壳、川芎、香附增强疏肝行气功效，良附丸药用高良姜、炮姜、吴茱萸温胃散寒，二方合用使寒邪去而气机行。

（二）中气不足

陈某，女，36岁，2011年5月就诊。

主诉：腹胀2月余。

病史：患者2个月前开始腹胀阵作，偶有疼痛，痛势较缓，寒凉饮食则加剧，喜温喜按，口淡无味，舌淡红苔白，脉弦细。

辨证：中气不足。

治法：健脾益胃和中。

处方：补中益气汤。

方药：黄芪 30g　　党参 10g　　白术 10g　　炙甘草 6g

　　　升麻 10g　　柴胡 10g　　当归 10g　　陈皮 10g

按语：本病患者由于脾胃虚弱导致气机失调，故而腹胀，选用补中益气汤。方中黄芪补中益气、升阳固表为君；党参、白术、甘草甘温益气，补益脾胃为臣；陈皮调理气机，当归补血和营为佐；升麻、柴胡协同参、芪升举清阳为使。综合全方，一则补气健脾，使后天生化有源，脾胃气虚诸证自可痊愈；一则升提中气，恢复中焦升降之功能，使下脱下垂自复其位。

（三）肝郁气滞

黄某，男，23岁，2013年5月就诊。

主诉：胃脘胀满不适6个月。

病史：患者6个月前与同事生气后胃脘不适胀满，感觉胃部有气上下窜动，或牵引背胁，情志不舒时则痛势加重。或嗳气频繁，大便不爽，或结或溏，饮食减少，舌苔薄白，脉弦。

辨证：肝郁气滞。

治法：疏肝理气，降气止满。

处方：柴胡疏肝散加减。

方药：柴胡 10g　　陈皮 10g　　川芎 10g　　香附 10g

枳壳 10g　　　　芍药 10g　　　　炙甘草 6g

按语：患者因情志不畅而致病，木乘土，导致胃脘部不适。故治以治本，选柴胡舒肝散，方中柴胡、川芎、陈皮散郁和中，甘草缓急止痛，枳壳理气解郁而不伤阴。

（四）血虚寒凝气滞

商某，女，38 岁，2018 年 2 月就诊。

主诉：发作性胃胀 3 年，加重 1 天。

病史：患者 1 天前饮牛奶后胃痛突然发作，常伴胃脘部胀满不适，并常因情志不畅而加重。患者就诊时面色发白，上腹部痛而拘急，痛处喜暖畏寒，温熨可使痛减，口不渴，喜热饮，舌苔薄白，脉弦紧。

辨证：血虚寒凝气滞。

治法：行气补血，散寒止痛。

处方：当归四逆汤加吴茱萸生姜汤。

方药：当归 10g　　　白芍 10g　　　细辛 6g　　　干姜 30g

　　　高良姜 10g　　炙甘草 6g　　　桂枝 10g　　　通草 6g

　　　大枣 10 枚　　　吴茱萸 10g　　生姜 30g

按语：本病案较复杂，患者发病与情志有关，其症状表现有寒象，再加之面色发白，综合考虑属血虚寒凝气滞，治当以治其本，方用当归四逆加吴茱萸生姜汤，方中当归活血补血，白芍以缓急止痛，干姜、高良姜、生姜温胃散寒，桂枝、细辛通阳散寒。诸药合用，以散寒为主，兼养血行气。

（五）气滞湿阻

赖某，女，39 岁，2011 年 4 月就诊。

主诉：腹胀 2 年。

病史：患者自 2 年前开始腹胀不时发作，常伴恶心或泛吐清水，并常因情志不畅而加重。口不渴，喜热饮，舌苔薄白，脉弦紧。

辨证：气滞湿阻。

治法：化湿行气。

处方：藿香正气散加减。

方药：藿香 12g　　　半夏 10g　　　苍术 15g　　　陈皮 15g

| 厚朴 15g | 焦三仙 10g | 茯苓 30g | 炮姜 15g |
| 炒莱菔子 15g | 白蔻仁 15g | 巴戟天 15g | 炙甘草 3g |

按语：本方虽主治外感风寒、内伤湿滞证，但在此以治恶心之气滞湿阻。方中藿香为君，取其芳香之气而化在里之湿浊，半夏、陈皮燥湿理气，和胃降逆，苍术、茯苓降脾运湿以助藿香化湿，甘草调和诸药，加焦三仙、莱菔子以健脾胃，助消化。白蔻仁理气宽中，巴戟天甘温能补，辛温解散，专入肾家鼓舞阳气。方中患者年龄不过四旬，但出现腹胀两年，故治疗中顾护正气，加温阳补肾之巴戟天，多药合用，各谋其职，使病去身康健。

（六）气虚气滞

崔某，男，67岁，2013年7月就诊。

主诉：腹胀1年。

病史：患者1年前感冒后常腹胀，痛势较缓，隐隐作痛，短气乏力，少气懒言，舌淡红，苔白，脉弦细。

辨证：气虚气滞。

治法：补气行气。

处方：补中益气汤加减。

方药：
黄芪 75g	党参 30g	炒白术 30g	陈皮 10g
升麻 10g	柴胡 3g	当归 15g	枳实 30g
川朴 30g	生麦芽 15g	炙甘草 10g	

按语：补中益气汤主要功能为补中益气，升阳举陷，此方用于此证，以补中益气治其本，方中重用黄芪以补益中气，配以党参、白术以加强其治本。中医"急则治其标，缓则治其本"，本病腹胀不甚，迁延日久，故用以此方。

第四节　痞证

痞证是指以自觉心下痞塞，胸膈胀满，触之无形，按之柔软，压之不痛为主要症状的病证。

一、病因病机

外感六淫，表邪入里，误下伤中，邪气乘虚内陷，结于胃脘，阻塞中焦气机，升降失司。抑郁恼怒，情志不遂，肝气郁滞，失于疏泄，乘脾犯胃，脾胃升降失常而痞满；忧思伤脾，脾气受损，运化失职致胃腑失和，气机不畅而痞满。

二、辨证论治经验

中气不足则补中益气除痞，方用补中益气汤；上热下寒则清上温下，方用黄连汤；寒热互结则温阳泻热，用半夏泻心汤；肝郁气滞则疏肝解郁，和胃消痞，方用柴胡疏肝散。

（一）中气不足

范某，男，56 岁，2013 年 3 月就诊。

病史：胃脘痞塞感 1 月，脘腹痞闷而胀，时轻时重，喜温喜按，纳呆便溏，神疲乏力，少气懒言，语声低微，舌质淡，苔薄白，脉细弱。

辨证：中气不足。

治法：补中益气除痞。

处方：补中益气汤加枳实、川朴、干姜。

方药：

黄芪 30g	党参 10g	白术 10g	炙甘草 6g
升麻 10g	柴胡 10g	当归 10g	陈皮 10g
枳实 30g	川朴 30g	干姜 10g	

按语：本病案患者一派气虚之象，神疲乏力，少气懒言，语声低微均是气虚之典型临床表现，故治应补气，方用补中益气汤，本方主要功能为补中益气，升阳举陷，此方用于此证，以补中益气治其本，方中重用黄芪以补益中气，配以党参、白术以加强其治本功效。升麻、柴胡为药引，引黄芪、党参、甘草甘温之气上升。诸药合用，使清气上行，胀满得除。在本病中重用枳实、川朴以降气除痞，使补气同时不滋腻，与柴胡、升麻共奏清气上、浊气下之功。

（二）上热下寒

薛某，女，76 岁，2013 年 4 月就诊。

主诉：发作性胃脘部痞满 5 年。

病史：患者 5 年前开始脘部痞满不适，偶有胃脘部发热嘈杂，但手足冰冷，小便清长，四肢无力，大便稀溏。平素不能饮冷，不能吃辛辣之物，舌淡苔白，脉滑。

辨证：上热下寒。

治法：清上温下。

处方：黄连汤。

方药：黄连10g　　干姜10g　　炙甘草6g　　桂枝10g

党参10g　　半夏10g　　大枣3枚

按语：患者不能食冷饮，说明体内有寒象，从手足和二便看又有热象，说明患者寒热错杂，热在上则表现为热证，寒在下表现出寒象，综合考虑应清上温下。黄连汤本治胸中有热，胃中有寒证，但此处以泻胃热，方中黄连泻胃中之热为君药，干姜、桂枝为臣药，温下焦之寒，与黄连通用，使寒热调和，半夏和胃降逆，党参、大枣益气和中，诸药合用，使寒热消散，升降恢复。

（三）寒热互结

王某，男，38岁，2015年5月就诊。

病史：上腹部痞满不适20余天，胃脘部发热嘈杂，小便次数多且清长，平素怕冷，大便稀溏。舌淡苔腻，脉浮数。

辨证：寒热互结。

治法：温阳泻热。

处方：半夏泻心汤加减。

方药：半夏10g　　黄芩10g　　黄连10g　　干姜10g

党参15g　　炙甘草6g　　焦三仙各10g　　砂仁18g

大枣3枚

按语：本方寒热平调，消痞散结。痞者，痞塞不通，脾胃属中焦，脾主升清，胃主降浊，脾胃失司，上下不能相交，故而出现寒热错杂，方中以辛温半夏为君，散结除痞，又能降气止呕，臣以干姜之辛热温中散寒，黄芩、黄连苦寒以泻热开痞，此四味辛开苦降，然寒热错杂，究其脾胃之虚，故以党参、大枣补益脾胃之气，为防止滋腻，加以砂仁、焦三仙，诸药合用共除痞。

（四）肝郁气滞

焦某，女，37岁，2017年2月就诊。

主诉：脘腹痞闷10余天。

病史：患者10天前无明显诱因脘腹胀闷，胸胁胀满，心烦易怒，善太息，呕恶嗳气，晨起口苦，大便不爽，舌质淡红，苔薄白，脉弦。

辨证：肝郁气滞。

治法：疏肝解郁，和胃消痞。

处方：柴胡疏肝散。

方药：柴胡 10g   陈皮 10g   川芎 10g   香附 10g

       枳壳 10g   芍药 10g   炙甘草 6g

按语：患者表现情志不畅，由于气郁化火，故而口苦，故治以行气解郁为主。柴胡疏肝散长于疏肝解郁，增强行气消痞之功，适用于胃脘胀满连及胸胁，郁怒心烦之痞满。柴胡、川芎、陈皮散郁和中，甘草缓急止痛，枳壳理气解郁而不伤阴。

第五节　腹痛

腹痛是指胃脘以下，耻骨毛际以上部位发生疼痛为主症的病证。

一、病因病机

1. 外感时邪　寒邪、湿气内舍于中焦，脾胃失调，气机受阻，不通则痛。
2. 情志失调　情志不畅，恼怒伤肝，肝失条达致气血郁滞，不通则痛。
3. 脾胃虚寒　素体脾阳不振，脏腑失于温煦，腹痛。
4. 气滞血瘀　跌仆外伤，腹部术后，气滞血瘀，脉络阻塞，不通则痛。

二、辨证论治经验

临床证型较多，可相兼为病，也可虚实夹杂。

寒凝气滞则散寒温里，理气止痛，方用四逆散合良附丸；湿浊中阻以除湿化痰，理气和中，方用藿香正气散；肝郁气滞则疏肝解郁，理气止痛，方用逍遥散；脾胃虚寒则温中补虚，缓急止痛，方用附子理中汤；血虚气滞则行气补血，方用当归芍药散加减；寒凝气滞热郁则散寒行气，解热郁止痛，方用附子薏苡败酱散；上热下寒则温阳散寒，方用黄连汤；肾气不足则补肾壮阳，温阳止痛，方用左归丸。

（一）寒凝气滞

患者商某，男，45 岁，2012 年 5 月就诊。

主诉：腹痛 2 天。

病史：2 天前患者饮冰矿泉水后出现腹痛，得温痛减，遇寒痛甚，肢体不温，小便清长，大便一天三次，清稀不成形，舌质淡，苔白腻，脉沉紧。

辨证：寒凝气滞。

治法：散寒温里，理气止痛。

处方：良附丸合四逆散加减。

方药：柴胡 10g　　　枳实 10g　　　芍药 10g　　　炙甘草 6g

　　　高良姜 10g　　香附 10g　　　肉桂 10g　　　吴茱萸 10g

按语：本病用四逆散主治手足不温之阳郁厥逆，本证多因外感寒邪，阳气内郁，不能达于四末，配以良附丸散寒止痛，两方合用，既散寒邪，又使阳气外达肌体，标本同治。腹痛兼手足不温加肉桂，吴茱萸散寒行气止痛。

（二）湿浊中阻

和某，女，45 岁，2012 年 3 月就诊。

病史：脘腹痞塞 20 余天。脘腹痞塞不舒，胸膈满闷，头晕目眩，身重困倦，呕恶纳呆，口淡不渴，小便不利。舌苔白厚腻，脉沉滑。

辨证：湿浊中阻。

治法：除湿化痰，理气和中。

处方：藿香正气散加减。

方药：藿香 10g　　　紫苏 10g　　　白芷 10g　　　大腹皮 10g

　　　茯苓 30g　　　白术 10g　　　陈皮 10g　　　厚朴 10g

　　　半夏 10g　　　桔梗 10g　　　炙甘草 6g　　　生姜 10g

　　　大枣 5 枚

按语：本方虽主治外感风寒，内伤湿滞证，但在此以治腹痛之湿浊中阻。方中藿香为君重用，取其芳香之气而化在里之湿浊，半夏、陈皮燥湿理气，和胃降逆，白术、茯苓健脾运湿以助藿香化湿。紫苏醒脾宽中，加以生姜、大枣内调脾胃，甘草调和诸药。对于气滞湿阻之恶心亦可用本方，因气滞湿阻导致恶心、腹胀为主的症候均可用本方加减治疗。湿盛而胀满甚者加枳实、苏梗、桔梗；气逆不降，嗳气不止者加旋覆花、代赭石、枳实；脾胃虚弱者加党参、白术、砂仁。

（三）肝郁气滞证

陈某，女，38岁，2014年4月就诊。

主诉：腹痛胀闷5天。

病史：患者5天前开始无明显诱因出现腹部胀闷，自服诺氟沙星无效，故来我处就诊。患者腹胀偶有疼痛，痛无定处，痛引少腹，时作时止，得嗳气矢气则舒，遇忧郁恼怒则剧，舌质红，苔薄白，脉弦。

辨证：肝郁气滞。

治法：疏肝解郁，理气止痛。

处方：逍遥散加减。

方药：当归10g　　　芍药10g　　　柴胡15g　　　茯苓30g
　　　白术10g　　　甘草6g　　　　干姜10g　　　薄荷10g
　　　生姜10g　　　大枣5枚

按语：本病案因肝气失于疏泄条达，横犯脾胃，而致肝胃不和，气血阻滞而致胃痛。表现胃脘疼痛，疼痛无固定部位，每因情志不遂而发病，故选逍遥散，意为肝气条达则腹痛除，而肝藏血养血，故方中重用柴胡以疏肝解郁，使肝气条达，当归养血和血，白芍养血柔肝，共为臣药，三药合用，使得肝气条达。肝主疏泄，肝失条达使脾失健运故而腹痛，故以白术、茯苓、甘草健脾益气，诸药合用，共调肝脾。

（四）脾胃虚寒

杨某，女，52岁，2014年4月就诊。

主诉：发作性腹痛2年。

病史：患者自2年前始偶有腹痛，曾间断治疗，效果不明显，遂来我处就诊。患者腹痛绵绵，时作时止，喜温喜按，形寒肢冷，神疲乏力，气短懒言，面色无华，胃纳不佳，大便溏泻，舌淡，苔薄白，脉沉细。

辨证：脾胃虚寒。

治法：温中补虚，缓急止痛。

处方：附子理中汤加减。

方药：附子15g　　　人参10g　　　干姜10g　　　白术10g
　　　炙甘草6g

按语：本病案患者病程较长，反复发作，说明是虚证，根据患者肢冷，喜温辨证为寒证。故选温中散寒之附子理中汤。此方用药虽然仅五味，但却治其本。方中附子温阳通里，人参补益脾气，干姜、白术助温阳作用，炙甘草缓急止痛。

（五）血虚气滞

绍某，女，35 岁，2014 年 4 月就诊。

病史：腹部疼痛 5 个月，腹部隐隐作痛，多伴腹胀，面色少华，胸闷叹息，舌红苔白，脉弦。

辨证：血虚气滞。

治法：行气补血。

处方：当归芍药散加减。

方药：当归 10g　　　芍药 18g　　　茯苓 12g　　　白术 10g

　　　泽泻 10g　　　川芎 10g　　　炙甘草 6g

按语：本病案患者面色少华，故以血虚为主证。当归芍药散中白芍药有养血敛阴，补而不腻，柔肝缓中，止痛收汗等功效。当归芍药散具有养血调肝，健脾利湿，养血益脾等功效，当归养血，芍药养阴，白术、茯苓健脾，加以川芎行气使养血而不滋腻。

（六）寒凝气滞热郁

马某，男，46 岁，2014 年 6 月就诊。

主诉：腹痛 1 月。

病史：患者 1 个月前着凉后出现腹痛，疼痛拒按，服生姜水后缓解，但 1 个月来偶有发作，伴胀满不适，烦渴欲饮，大便秘结，苔黄。

辨证：寒凝气滞热郁。

治法：散寒行气，解热郁止痛。

处方：附子薏苡败酱散加减。

方药：附子 10g　　　薏苡仁 30g　　　败酱草 10g

按语：本病案患者因着凉后出现症状，故可辨证体内有寒证，但又表现为大便秘结，烦渴，为热象，故本病案寒热错杂，辨证以治本为主，方中附子温阳散结，薏苡仁除湿健脾，败酱草解热毒，三药合用，标本兼治。

（七）肾气不足

韩某，女，36 岁，2013 年 4 月就诊。

主诉：腹痛 3 个月。

病史：患者 3 个月前无明显诱因出现腹部隐痛，喜温喜按，平素怕冷，喜饮热水，小便清长，腰部酸痛，舌淡苔白，脉沉细。

辨证：肾气不足。

治法：补肾壮阳，温阳止痛。

处方：左归丸加减。

方药：熟地 30g　　山药 10g　　枸杞 10g　　山茱萸 10g

　　　川牛膝 10g　鹿角胶 10g　炙龟板 10g　菟丝子 10g

　　　炙甘草 6g

按语：本病案患者虽年不过四十，但出现小便清长，辨证属肾阳不足，故治以补肾。左归丸治证为真阴不足，精髓亏损所致，方中重用熟地以滋肾益精，为君药，山茱萸滋养肝肾，山药补脾益精，龟板、鹿角胶为血肉有情之品，龟板重于补阴，鹿角胶偏于补阳，诸药物合用共奏滋阴补肾、填精益髓之效。

第六节　腹泻

腹泻是以排便次数增多，粪质稀溏或完谷不化，甚至泻出如水样为主证的病证。

一、病因病机

1. 感受外邪　六淫均可，尤其外感湿邪，易困脾土，气机升降失职，清浊不分，水谷混杂而下导致泄泻。

2. 情志失调　忧郁恼怒，精神紧张，肝气郁结，横逆克脾；忧思伤脾，土虚木乘，脾失健运而泄泻。

3. 脾胃虚寒　先天不足，禀赋薄弱，素体脾胃虚弱，不能受纳运化某些食物而泄泻。

4. 命门火衰 年老体弱，肾气不足，久病之后，肾阳受损，脾失温煦，运化失职，五谷不化，五更泄。

二、辨证论治经验

脾胃虚寒则健脾益气，化湿止泻，方用参苓白术散；寒热错杂应寒热平调，扶正祛邪，方用乌梅汤；脾虚湿盛应健脾化湿，方用参苓白术散；肝郁脾虚应抑肝扶脾，方用痛泻要方；肾阳虚应温肾健脾止泻，方用四神丸。

（一）脾胃虚弱

李某，女，37岁，2013年4月就诊。

主诉：腹泻1年余。

病史：患者1年来大便时溏时泻，完谷不化，迁延反复，食后脘闷不适，稍进油腻之物则发作，面色萎黄，神疲倦怠，舌质淡，苔薄白，脉细弱。

辨证：脾胃虚弱。

治法：健脾益气，化湿止泻。

处方：理中汤加减。

方药：人参10g 干姜10g 炙甘草6g 白术10g

按语：本病案患者1年时间经常腹泻，导致腹泻的原因甚多，但此案中根据患者面色及精神状态，辨证为脾胃虚弱，脾胃为气血生化之源，由于虚弱，无力运化水谷，故而出现完谷不化。选用健脾胃之理中汤，本方由人参、干姜、白术、炙甘草组成，用量均匀，其中人参为大补元气之品，白术甘温归脾胃经，干姜取其大温作用，诸药合用，使中焦虚寒得解，诸症皆消。

（二）寒热错杂

王某，男，45岁，2011年6月就诊。

主诉：腹泻2个月。

病史：患者2个月前吃火锅后出现大便不成形，泄泻清稀，甚至如水样，小便清长，四肢无力，舌淡，苔白，脉沉细。

辨证：寒热错杂。

治法：温阳泻热。

处方：乌梅汤加减。

方药：黄连 6g　　　附子 10g　　　桂枝 10g　　　乌梅 15g

　　　黄柏 10g　　　炙甘草 6g　　　细辛 3g　　　干姜 10g

　　　当归 10g　　　人参 6g

按语：本病案中患者食用火锅辛热之品，导致热邪郁于体内，久不能散，但又表现出小便清长、四肢无力，故辨证属寒热兼有，故选用乌梅丸。本方本为所治蛔厥之方剂，在此取其寒热兼顾，调胃肠寒热之意。方中细辛、干姜、桂枝、附子、川椒辛热之品以温肠，黄连、黄柏苦寒之品以清热；更以人参、当归补气养血，乌梅顾护久病所伤之津液，诸药合用以顾正气之不足。全方合用，具有寒热并治，邪正兼顾之功。

（三）脾虚湿盛

刘某，女，27 岁，2011 年 5 月就诊。

主诉：腹泻 2 年。

病史：患者 2 年前开始大便稀溏，日行 3～4 次，甚至如水样，食少乏力，腹痛肠鸣，脘闷食少，苔白腻，脉濡缓。

辨证：脾虚湿盛。

治法：健脾化湿。

处方：参苓白术散加减。

方药：茯苓 30g　　　人参 15g　　　白术 10g　　　白扁豆 10g

　　　陈皮 10g　　　莲子肉 10g　　　山药 10g　　　砂仁 10g

　　　薏苡仁 10g　　　炙甘草 6g　　　桔梗 6g

按语：本方证是由脾虚湿盛所致，脾胃虚弱，纳运无力使饮食不化，故见肠鸣腹泻，湿邪阻滞气机，故见胸脘痞闷，脾胃虚弱，气血生化失源，则四肢无力，面色萎黄。方中以人参、白术、茯苓、甘草（即四君子汤）平补脾胃之气，为主药。以白扁豆、薏苡仁、山药之甘淡，莲子之甘涩，助白术既可健脾，又可渗湿而止泻，为辅药。以砂仁芳香醒脾，促中州运化，通上下气机，吐泻可止，为佐药。桔梗为太阴肺经的引经药，入方，如舟车载药上行，达上焦以益肺气。诸药合用，共奏益气健脾，渗湿止泻之功。

（四）肝郁脾虚

焦某，女，45 岁，2013 年 7 月就诊。

主诉：腹泻 3 个月。

病史：患者 3 个月来大便不成形，日行 2～3 次，泻后觉大便不净，素有胸胁胀闷，嗳气食少，抑郁恼怒或情绪紧张时发生腹痛泄泻，腹中雷鸣，攻窜作痛，矢气频作，舌淡红，脉弦。

辨证：肝郁脾虚。

治法：抑肝扶脾。

处方：痛泻要方。

方药：白芍 30g　　　陈皮 15g　　　防风 15g　　　白术 30g

按语：本方证由肝脾不和，脾失健运所致，《医考方》中"泻责之脾，痛责之肝，肝责之实，脾责之虚，脾虚肝实，故令痛泻"。本方仅四味药，但相伍甚佳，方中白术苦温，补脾燥湿为君药，白芍酸寒，柔肝缓急止痛，与白术配伍，为臣药，陈皮辛温燥湿为佐药，防风燥湿止泻，为脾经引经药，四药合用，肝脾同治，以防风引其药入脾经使泻自止。久泻不止加乌梅；胸胁脘腹胀满疼痛、嗳气加柴胡、木香、郁金、香附；脾虚甚加党参、茯苓。

（五）肾阳虚衰证

秦某，女，53 岁，2018 年 4 月就诊。

病史：晨起腹泻 5 年，患者黎明之前脐腹作痛，肠鸣即泻，完谷不化，泻后则安，腹部喜温，形寒肢冷，腰膝酸软，舌淡苔白，脉沉细。

辨证：肾阳虚衰。

治法：温肾健脾止泻。

处方：四神丸加减。

方药：肉豆蔻 10g　　补骨脂 10g　　五味子 10g　　吴茱萸 10g

　　　　大枣 5 枚　　　附子 10g　　　炮姜 10g　　　炙甘草 6g

按语：本病患者黎明腹泻，为典型的五更泻，故选用《证治准绳》专治五更泻之四神丸。本方补骨脂温补肾阳、固涩止泻，肉豆蔻、吴茱萸温中散寒，五味子收敛止泻，加以附子、炮姜温肾助阳。

第七节　食欲不振

食欲不振是指不欲饮食，食之无味。

一、病因病机

湿邪侵袭，阻滞气机，导致气血运行无力，无以推动谷物消化，故而不欲饮食；或因脾虚推动食谷无力，故而不欲饮食。

二、辨证论治经验

食滞湿阻则消食和胃，化湿行气，方用保和丸；脾虚胃热气逆则补脾清热降逆，方用寄生橘皮竹茹汤；少阳病则和解少阳，方用小柴胡汤；脾虚湿盛则补脾化湿，方用参苓白术散。

（一）食滞湿阻

韩某，女，37 岁，2018 年 2 月就诊。

主诉：食欲不振 10 天。

病史：患者 10 天前饮食过多后出现不欲饮食，食用山楂后稍有缓解，脘腹痞塞不舒，胸膈满闷，头晕目眩，身重困倦，呕恶纳呆，口淡不渴，小便不利。舌苔白厚腻，脉沉滑。

辨证：食滞湿阻。

治法：消食和胃，化湿行气。

处方：保和丸加减。

方药：焦三仙各 10g　　茯苓 20g　　　陈皮 10g　　　半夏 6g

炒莱菔子 10g　　砂仁 12g　　　枳壳 10g　　　炙甘草 6g

按语：本病案患者由于 10 天前饮食过多而致病，故属于饮食积于肠胃而发病，故治以消食积之保和丸为主。方中焦三仙健脾消一切饮食积滞，茯苓、陈皮、半夏健脾理气、化湿和胃，炒莱菔子下气消食除胀，砂仁和胃健脾，枳壳行气消胀，甘草调和诸药。若遇食欲不振伤及胃阴亏虚可加麦冬、石斛；大便秘结加大黄；化热者加黄芩、黄连。

（二）脾虚胃逆热气

陈某，男，43 岁，2013 年 4 月就诊。

病史：食欲不振 2 个月。胃部胀满不欲饮食，大便时溏时泻，完谷不化，迁延反复，食后脘闷不适，稍进油腻之物则胃部胀满，面色萎黄，神疲倦怠，舌质淡，苔薄白，脉细弱。

辨证：脾虚胃逆热气。

治法：补脾降逆。

处方：寄生橘皮竹茹汤。

方药：橘皮 10g　　竹茹 10g　　大枣 3 枚　　生姜 10g
　　　党参 10g　　茯苓 15g　　麦冬 10g　　枇杷叶 6g
　　　半夏 12g　　炙甘草 6g

按语：本病错综复杂，既有虚，又有热，皆因气不按经循行，导致脾虚无力运化水谷，胃气不降。故以橘皮降气为主，加茯苓健脾。竹茹甘寒、清热安胃，党参与橘皮合用，行中有补，半夏、生姜降逆止呃，枇杷叶、麦冬使清热而不伤阴，甘草、大枣调和诸药。

（三）少阳病

和某，女，39 岁，2011 年 4 月就诊。

病史：食欲不振 6 年余，平素不欲饮食，腹胀时作，口淡喜暖，脘闷不舒，喜叹息，舌淡苔白，脉浮或迟缓。

辨证：少阳病。

治法：和解少阳。

处方：小柴胡汤加减。

方药：柴胡 15g　　半夏 10g　　党参 10g　　甘草 6g
　　　黄芩 10g　　生姜 10g　　大枣 3 枚

按语：本案例中患者不欲饮食时间较久，表现为腹胀，胸闷，叹息，辨证属少阳肝胆之症，故治以和解少阳，选用典型的小柴胡汤。方中柴胡、黄芩为经典配伍，和解少阳之主药，半夏、生姜行气降逆，再以党参、生姜、大枣顾护正气。全方仅七药，却面面俱到。

（四）脾虚湿盛

杨某，女，2011 年 4 月就诊。

病史：食欲不振 1 年余，不欲饮食，脘腹痞塞不舒，胸膈满闷，头晕目眩，身重困倦，呕恶纳呆，口淡不渴，小便不利，面色萎黄，神疲倦怠，舌质淡，苔白厚腻，脉沉滑。

辨证：脾虚湿盛。

治法：补脾化湿。

处方：参苓白术散加减。

方药：党参10g　　茯苓10g　　白术10g　　陈皮10g

　　　山药10g　　砂仁10g　　薏苡仁10g　桔梗10g

　　　大枣3枚　　生姜10g　　炙甘草10g

按语：脾虚湿盛，纳运无力，使饮食不化，故见肠鸣腹泻，湿邪阻滞气机故见胸脘痞闷，脾胃虚弱，气血生化失源，则四肢无力，面色萎黄。方中选补气健脾之党参、茯苓、白术、山药以补脾治本，选用桔梗、陈皮以行气，使补而不滋腻，配薏苡仁、砂仁化湿，使脾阳得运，甘草调和诸药。

第八节　久痢

以大便次数增多、腹痛、里急后重、痢下赤白脓血便、病程较长为主要临床表现。

一、病因病机

脾肾虚弱常与久痢的形成有密切关系，久痢不愈，必使脾胃受损，继而伤及肾；寒湿之痢，易伐中阳，终成命门火衰，湿热之痢，易耗津液，以致肾阴亏虚。再者，平时劳役过度，或禀赋不足，脾肾虚弱者，有感寒湿之气，或因痢过服寒凉通下之剂，每致阳气更弱，而致虚寒之痢。

二、辨证论治经验

中气不足则补中益气，方用补中益气汤；寒热错杂则寒热平调，扶正祛邪，方用乌梅汤；肝气不疏则疏肝解郁行气，方以柴胡舒肝散。

（一）中气不足

张某，女，48岁，2017年3月就诊。

病史：反复泻下1月，泻下前脐腹隐痛，食少、心烦，面色发白，少气懒言，舌红绛少津，苔腻，脉细数。

辨证：中气不足。

治法：补中益气。

处方：补中益气汤加减。

方药：黄芪 30g　　党参 15g　　白术 10g　　炙甘草 6g

升麻 10g　　柴胡 10g　　当归 10g　　陈皮 10g

菊花 6g　　砂仁 10g

按语：本病案患者反复腹泻，表现为慢性腹泻，辨证为虚证，再根据患者少气懒言、面色发白等表现，属于中气不足，无力提升，导致反复发作。脾胃为中焦，中气不足则予以补益中气，方用补中益气汤，方中重用黄芪 30g 以治本补气，配以党参、白术加强补气养阴之效，配以砂仁以健脾和胃，陈皮行气使补而不滋腻，升麻、柴胡以助其气上升，诸药合用，使中气鼓舞而提升上行。

（二）寒热错杂

常某，男，39 岁，2013 年 4 月就诊。

病史：发作性痢疾 1 月，欲大便而不得解，胃中嘈杂发热，手足冰冷，小便清长，四肢无力，常咽干痛，舌淡红，脉弱无力。

辨证：寒热错杂。

治法：寒热平调，扶正祛邪。

处方：乌梅汤。

方药：黄连 10g　　阿胶 10g　　栀子 10g　　乌梅 15g

黄柏 10g　　炙甘草 6g　　川椒 6g

按语：本病案中患者既有热又有寒象，且有特点，即胃中热而下焦寒，故用寒热平调之乌梅汤。乌梅汤原用于主治蛔厥，方中川椒辛热，能温中止痛兼燥湿，乌梅酸涩，能开胃涩肠，二药相伍，治腹痛腹泻甚为重要，黄连、黄柏清中下焦之热，与川椒相伍，达到寒热平调之效。

（三）肝气不舒

商某，女，34 岁，2015 年 4 月就诊。

病史：大便不成形 3 月，欲大便而不能得解，胸胁胀满，心烦易怒，善太息，呕恶嗳气，呕吐苦水，大便不爽，舌质淡红，苔薄白，脉弦。

辨证：肝气不疏。

治法：疏肝解郁行气。

处方：柴胡疏肝散。

方药：柴胡 10g   陈皮 10g   川芎 10g   香附 10g

         枳壳 10g   芍药 10g   炙甘草 6g   旋覆花 10g

         代赭石 10g

按语：本病案中患者以腹胀、善太息为主，是由于肝气郁结，久而久之，导致郁而化火，故而出现口苦之症，故治以疏肝为主。方用柴胡疏肝散，方中柴胡、川芎、陈皮散郁和中，甘草缓急止痛，枳壳理气解郁而不伤阴。若疼痛者可加用金铃子散、木香以增加理气止痛之效；若兼有嗳气者，可加代赭石、旋覆花和胃降逆。

第九节 呕吐

呕吐是指胃失和降，气逆于上，迫使胃中之物从口中吐出的一种病证。

一、病因病机

中焦有痰湿或寒湿阻滞气机，胃气失降，使胃内容物呕出，抑或由饮食不节、暴饮暴食，损伤脾胃正气，胃内吐出内容物；在临床中亦有因妊娠所致气机失调而导致的呕吐。

二、辨证论治经验

痰湿中阻则燥湿化痰，和胃降逆，方用二陈汤；寒湿中阻则散寒除湿，方用二陈汤加生姜；饮食所伤则消食和胃，降逆止呕，方用保和丸。

（一）痰湿中阻

杨某，女，37 岁，2012 年 4 月就诊。

主诉：发作性呕吐 1 周。

病史：患者 1 周前出现呕吐，呕吐物有清水痰涎，脘闷不食，头眩、心悸，呕而肠鸣有声，舌淡苔白腻，脉滑。

辨证：痰湿中阻。

治法：温中化饮，和胃降逆。

处方：二陈汤加减。

方药：半夏 10g   陈皮 10g   茯苓 10g   炙甘草 6g

按语：本病患者由于痰阻体内，导致气机不畅，胃气不降反升，故而呕吐，用降逆化痰之二陈汤。本方为祛痰剂，但用于此，主治痰湿中阻之呕吐。由于痰湿阻滞，导致脾失健运，故方中以茯苓健脾祛湿，陈皮行气燥湿，半夏燥湿化痰，三味药不多却中要害，使得痰去呕吐自止，炙甘草调和诸药。

（二）寒湿中阻

王某，女，75岁，2015年7月就诊。

病史：呕吐清水痰涎，脘腹痞塞不舒，腹痛拘急，得温痛减，遇寒痛甚，形寒肢冷，手足不温，小便清长，大便清稀或自可，或便秘，舌质淡，苔白腻，脉沉紧。

辨证：寒湿中阻。

治法：散寒除湿。

处方：二陈汤加生姜（大量）

方药：半夏10g　　　陈皮10g　　　茯苓10g　　　炙甘草6g
　　　生姜30g

按语：本证与痰湿中阻之呕吐相比，多寒邪，故在本病症治疗中，除二陈汤外加以大量生姜散寒，药少简单却治其因，直中要害，使寒散湿化。方中半夏、陈皮燥湿，茯苓健脾，生姜温胃散寒，四药合用，共奏良效。

（三）饮食所伤

范某，男，27岁，2016年11月就诊。

主诉：呕吐10天。

病史：患者10天前暴饮暴食后呕吐酸腐之物，后有呕吐、恶心，伴脘腹胀满，嗳气厌食，大便时溏时结，舌苔厚腻，脉滑实。

辨证：饮食所伤。

治法：消食和胃，降逆止呕。

处方：保和丸加减。

方药：山楂15g　　　神曲15g　　　莱菔子10g　　　陈皮10g
　　　半夏10g　　　茯苓15g　　　连翘6g　　　　炙甘草6g

按语：患者有明显的诱因，暴饮暴食后饮食不化，酿而成腐，故而酸臭，选消食之保和丸。本方以消食和胃为主，兼有理气降逆之效，适用于饮食停滞、浊气上逆的呕吐。方中山楂、神曲、莱菔子消食和胃，陈皮、半夏、茯苓理气降逆，和中止呕，连翘散结清热。

● 第十节　腹部发烧

腹部发烧是腹部自觉发热的一种症状。

一、病因病机

多责之于寒证迁延日久或久病气虚，气损及阳，虚阳浮越于外而致阳虚发热。

二、辨证论治经验

临床见此症状，多则之于虚阳外越，虚阳外越多用潜阳封髓丹加引火汤潜镇外越之阳气。

患者王某，男，31 岁，2016 年 3 月初诊。

病史：腹部发热 3 月余，患者自觉腹部发烧，腹痛拘急，得温痛减，遇寒痛甚，形寒肢冷，手足不温，小便清长，大便清稀或自可，或便秘，舌质淡，苔白腻，脉沉紧。

辨证：虚阳外越。

治法：温阳潜阳，引火下行。

处方：潜阳封髓汤加减。

方药：炙龟板 10g　　干姜 15g　　　制附子 10g　　肉桂 6g

　　　砂仁 24g　　　黄柏 10g　　　熟地 10g　　　巴戟天 10g

　　　炙甘草 10g　　茯苓 10g　　　麦冬 10g

按语：本证型为教科书外病证，但临床并不少见，对于此证，究其根本原因为肾阳不足、虚阳上浮，变为邪火所致。古方有潜阳封髓丹，但在此基础上改为潜阳封髓汤，在药物用量上作出改变，加强治疗作用。方中制附子、干姜、肉桂均为辛热之品，既可温肾补阳又能温补中焦；砂仁辛温，可宣中宫阴邪，又能纳气归肾；龟板归肝、肾、心经，可滋阴潜阳；黄柏可清热，清在上之浮火；熟地、巴戟天可滋肾阴补肾阳，使阴阳相合，炙甘草调和上下，使诸药相合；诸药合用镇潜浮火，使之归原。

• 第十一节　便秘

便秘指粪便在体内滞留过久，秘结不通，排便周期延长，或周期不长但粪质干硬，排出困难，或粪质不硬，虽有便意，但便而不畅的病证。

一、病因病机

平素喜食辛辣厚味，或饮酒过多致胃肠积热，大便秘结不通；素体虚弱或久病、产后、年老体虚，气血不足，气虚推动无力，大肠传导失司，而致便秘；气虚日久损伤阳气，阳虚肠道失于温煦，则便下无力。

二、辨证论治经验

脾约证则泄热导滞，润肠通便，方用麻子仁丸；气虚气滞则补气顺气导滞，方用黄芪汤或补中益气汤；阳虚则温阳通便，方用济川煎。

（一）脾约证

刘某，女，52岁，2013年8月就诊。

主诉：便秘3年余。

病史：患者自3年前开始出现大便干结，常以番泻叶泡水喝，偶有腹部胀满，按之作痛，小便短赤，口干口臭或口舌生疮，身热面红心烦，舌红，苔黄燥，脉滑数。

辨证：脾约证。

治法：泄热导滞，润肠通便。

处方：麻子仁丸加减。

方药：麻子仁 15g　　枳实 10g　　　厚朴 10g　　　大黄 10g
　　　杏仁 10g　　　芍药 10g

按语：患者年过五旬，已有大便干结3年，表现一派热象，是由于肠燥津液亏虚所致，为脾约证，本方润肠泻热，行气通便，治疗津液不足之便秘。大黄通便清热；麻子仁、杏仁润肠通便，枳实、厚朴下气导滞，配以芍药养阴。

（二）气虚气滞

郭某，女，39岁，2011年11月就诊。

主诉：便秘4个月。

病史：患者 4 个月前感冒后出现大便干结或不甚干结，便而不爽，肠鸣矢气，偶有腹中胀痛，嗳气频作，虽有便意，但排便困难，纳食减少，胸胁痞满，苔薄腻，脉弦。

辨证：气虚气滞。

治法：补气顺气导滞。

处方：黄芪汤

方药：黄芪 60g　　　生白术 60g　　　陈皮 15g　　　麻子仁 30g

　　　川朴 20g　　　枳实 20g　　　杏仁 6g　　　大黄 10g

按语：本病案中由于患者津液亏虚致大便干结，由于气虚无力推动肠内糟粕排出，选补益肺脾之黄芪汤以治本。方中黄芪重用补益肺脾之气，配以白术加强补气作用，麻子仁、杏仁润肠通便，陈皮、川朴理气降气，大黄于补之中泻热通便，使诸药补而不腻。

（三）阳虚

李某，男，2015 年 12 月就诊。

主诉：便秘 1 年。

病史：患者 1 年来排便困难，偶有大便干结，面色㿠白，偶伴腹中冷痛，得热则痛减，腰膝冷痛，舌淡苔白，脉沉迟。

辨证：阳虚。

治法：温阳通便。

处方：济川煎加减。

方药：当归 15g　　　牛膝 10g　　　肉苁蓉 10g　　　泽泻 10g

　　　升麻 10g　　　枳壳 10g

按语：本病案中患者由于肾阳亏虚，导致不能温煦津液运行，故而大便干结，治以温阳为主。本方重用肉苁蓉温阳通便，肉苁蓉咸温润降，补肾润肠；当归辛甘温润，养血润肠；牛膝强腰肾；泽泻入肾而泻浊；升麻、枳壳升发清阳，有欲降先升之义。

第十二节　烧心

烧心是指胃部烧灼不适之感，偶伴胃脘部疼痛或胀满。

一、病因病机

脾胃虚寒，导致气血运行无力，食谷不化，故积而化热；或因寒邪内侵，阻碍气机，郁而化热。

二、辨证论治经验

脾胃虚寒则补益脾胃，温中健脾，方用附子理中汤；寒凝气滞则温胃散寒行气，方用厚朴温中汤。

（一）脾胃虚寒

赵某，女，47 岁，2016 年 11 月就诊。

主诉：胃脘灼热 10 月余。

病史：患者自 10 个月前开始发作性胃脘烧灼，绵绵不已，得食则减或暂时缓解，多食则脘腹痞胀，偶有泛吐清水，曾行输液治疗，效果欠佳，患者平素饮食喜热，胃部有冷感，四肢不温，倦怠无力，大便溏薄，舌质红，舌苔薄白，脉软弱无力。

辨证：脾胃虚寒。

治法：补益脾胃，温中健脾。

处方：附子理中汤加减。

方药：附子 30g　　　党参 15g　　　白术 10g　　　干姜 30g
　　　炙甘草 6g

按语：本方重用附子以温阳，体现治本作用，配以党参、白术健脾，方中重用干姜加强散寒功效，与附子为临床常用经典配伍。加减：若泛吐酸水可加吴茱萸、瓦楞子以制酸止痛；若泛吐清水或胃中辘辘有声，可配合苓桂术甘汤以温化饮邪；若疼痛较著者，加延胡索理气止痛。

（二）寒凝气滞

郭某，男，39 岁，2015 年 9 月就诊。

主诉：胃脘部灼热 3 天。

病史：患者 3 天前喝冰镇啤酒后胃部烧心突然发作，脘部灼热而拘急，痛处喜暖畏寒，温熨可使痛减，口不渴，喜热饮，舌苔薄白，脉弦紧。

辨证：寒凝气滞。

治法：温胃散寒行气。

处方：厚朴温中汤。

方药：厚朴 15g　　　陈皮 10g　　　炙甘草 6g　　　茯苓 30g

　　　草豆蔻 10g　　木香 10g　　　干姜 10g

按语：本病因寒邪停滞胃脘，导致气机不畅，郁而化为热。故选治本散寒之厚朴温中汤。本方以厚朴命名，顾名思义有理气之意，但名中更有温中二字，故本方主治有寒亦有气滞之证。方中厚朴取其行气作用为君药，陈皮配厚朴加强理气作用，草豆蔻温中散寒，干姜温暖脾胃，茯苓重用以顾护脾胃，甘草调和诸药。

第十三节　嘈杂

嘈杂是指胃部空虚，似饥不饥，似痛非痛，热辣不宁之状。

一、病因病机

本病多因寒邪内侵，阻滞气机，导致胃内嘈杂不适。

二、辨证论治经验

寒凝气滞则温胃散寒行气，方用逍遥散加良附丸。

樊某，男，37 岁，2018 年 1 月就诊。

主诉：胃部嘈杂 10 余天。

病史：10 天前患者无明显诱因出现胃部嘈杂，伴脘部灼热而拘急，痛处喜暖畏寒，温熨可使痛减，口不渴，喜热饮，舌苔薄白，脉弦紧。

辨证：寒凝气滞。

治法：温胃散寒行气。

处方：逍遥散加良附丸。

方药：当归 10g　　　芍药 10g　　　柴胡 10g　　　茯苓 30g

　　　白术 10g　　　干姜 15g　　　薄荷 10g　　　高良姜 20g

　　　香附 10g

按语：逍遥散为治肝郁脾虚之证，此病因肝郁气滞所致，故投以逍遥散行气，方中柴胡疏肝行气，配当归、白芍以养肝，茯苓、白术健脾，以达肝脾同治，防止木侮土。良附丸药用高良姜温胃散寒，香附理气止痛，二者共奏散寒行气之功。两方合用，以理气为重，加重用高良姜散寒。方中薄荷于热药中以寒凉，防止热过而过犹不及。

第十四节　口臭

口臭是指口中自觉或与人交谈，他人闻及臭味。

一、病因病机

上热下寒，热气从上而出，蒸腾口中未化食物，故而口臭；虚火上浮病机与上热下寒相似，蒸腾口中未化谷物故而腐而发病；或因胃阴不足，导致胃气不降反升，故而发为本病。

二、辨证论治经验

上热下寒则清上温下，寒热平调，方以黄连汤；虚火上浮则温肾潜阳，引火归元，方用潜阳封髓汤；胃阴不足则益胃生津，降逆止呕，方用养阴清胃汤。

（一）上热下寒

王某，女，43 岁，2014 年 5 月就诊。

主诉：口臭半年，患者自觉口中散发臭味，胃脘部发热嘈杂，喜饮冷，但手足冰冷，小便清长，大便稀溏，舌淡苔白腻，脉沉。

辨证：上热下寒。

治法：清上温下，寒热平调。

处方：黄连汤。

方药：黄连 10g　　干姜 10g　　炙甘草 6g　　桂枝 10g

　　　党参 10g　　半夏 10g　　大枣 3 枚

按语：本病症属于寒热错杂之上热下寒，人体机体上属阳下属阴，阳位热阴位寒，故以黄连汤清上温下。黄连汤以黄连命名，重在泻上焦之热，但兼顾下位之寒气。本方黄连苦寒泻热以降阳，干姜、桂枝为臣药，温下焦之寒，与黄连通用，使寒热调和，党参助正祛邪，半夏和胃，甘草、大枣起调和作用。

（二）虚火上浮

李某，女，46岁，2014年10月就诊。

病史：口臭5月余，患者口中散发臭味，面部发红，但手足冰冷，腰膝酸软，小便清长，舌淡苔红，脉弱。

辨证：虚火上浮。

治法：温肾潜阳，引火归元。

处方：潜阳封髓汤。

方药：炙龟板10g　　干姜15g　　制附子10g　　肉桂6g

　　　砂仁24g　　　黄柏10g　　连翘15g　　　败酱草24g

　　　赤芍15g　　　丹参15g　　柴胡6g　　　　薏苡仁30g

　　　炙甘草10g

按语：根据长期经验，选用潜阳封髓汤，由于虚火上浮导致浊气上逆。方中龟板归肝、肾、心经，可滋阴潜阳；制附子、干姜、肉桂均为辛热之品，可温肾补坎中真阳又能温补中焦；砂仁辛温，可宣中宫阴邪，又能纳气归肾；黄柏、连翘、败酱草均可清热解毒，清在上之浮火；赤芍、丹参可凉血活血通络；柴胡疏肝清热；薏苡仁健脾；炙甘草调和上下，使诸药相合；诸药合用，温阳祛寒。

（三）肾阴不足，虚火上炎

陈某，女，49岁，2011年11月就诊。

病史：口臭1年，患者口中有臭味，口干咽燥，烦躁不安，不思饮食，或食后饱胀，大便干结，舌红，苔少而干，脉细数。

辨证：肾阴不足，虚火上浮。

治法：养胃生津，降逆止呕。

处方：养阴清胃汤。

方药：沙参15g　　玉竹15g　　牡丹皮10g　　黄连5g

　　　青皮10g　　白芍15　　　栀子6g　　　　炙甘草6g

按语：本病症属于肝胃不和导致郁而化火，耗伤胃阴而出现一系列症候，本方青皮、白芍敛肝舒气，牡丹皮、栀子清泻肝热，方中重用沙参、玉竹以养阴益胃，甘草调和诸药。

<hr />

· 第十五节　乏力

乏力是指自觉身体困重、无力，从事活动更甚。

一、病因病机

乏力总属虚证，气虚无力推动气机，故而乏力；气血不足不能濡养周身而乏力，肾阳不足则气血无力故而发病。

二、辨证论治经验

气虚湿盛则化湿行气，方用四君子汤加味；气血不足则补益气血，方用八珍汤；肾阳不足则温补肾阳，方用麻黄附子细辛汤加杜仲、牛膝。

（一）气虚湿盛

马某，女，45 岁，2016 年 8 月就诊。

主诉：乏力 2 月。

病史：患者 2 月前感冒后自觉全身乏力，食少，多伴泄泻清稀，面白少华，苔白腻，脉濡缓。

辨证：气虚湿盛。

治法：化湿行气。

处方：四君子汤加味。

方药：党参 15g　　茯苓 15g　　白术 10g　　陈皮 10g

砂仁 10g　　薏苡仁 10g　　炙甘草 6g

按语：本病患者年过四旬，气血减半，表现出一系列气血乏力之象，故选方以补气为主。方以党参为君补气，茯苓、白术健脾渗湿；砂仁、陈皮健脾益气；薏苡仁增强党参、茯苓、白术健脾渗湿之力。本方投以四君子汤加祛湿药，增强其化湿之功。

（二）气血不足

任某，女，56 岁，2013 年 5 月就诊。

主诉：乏力 2 年余。

病史：患者 2 年前开始无明显诱因出现全身乏力，平素少气懒言，嗜睡犯困，偶有头晕、心慌，面色萎黄，指甲色白，唇色发白，舌淡苔白，脉弱。

辨证：气血不足。

治法：补气养血。

处方：八珍汤。

方药：党参20g　　　茯苓20g　　　白术15g　　　炙甘草6g

　　　熟地10g　　　白芍10g　　　当归10g　　　川芎10g

按语：患者年过五旬，气血亏虚，导致指甲白、唇色白，气少则少气懒言，选气血双补之八珍汤。本方由四君子汤加四物汤而成，气血双补，本病症系患者久病所致，气血亏虚，不能濡养经脉脏腑，故发本病。方中以党参、茯苓、白术补益脾肺之气，熟地、白芍益血养阴，当归、川芎行气活血，使滋补而不滋腻，甘草调和诸药。

（三）肾阳不足

张某，男，56岁，2015年4月就诊。

主诉：乏力4年余。

病史：患者4年前始自觉乏力，偶有头晕，曾行各项检查均未见明显异常，平素腰膝酸软，小便清长，四肢不温，舌淡苔白，脉细。

辨证：肾阳不足。

治法：温阳补肾。

处方：麻黄附子细辛汤加杜仲、牛膝。

方药：麻黄10g　　　附子20g　　　细辛6g　　　杜仲15g

　　　牛膝15g　　　炙甘草6g

按语：引起乏力、头晕的病因甚多，但综合本患者各项表现，是由于肾阳亏虚，无力温化机体，治以温补肾阳。本方重用附子辛热，取其温肾助阳作用，麻黄助附子温阳散寒之功，细辛归肺肾二经，芳香气浓，通彻表里，可鼓动肾中真阳之气，杜仲补肝肾以治其本，牛膝强壮筋骨，二药合用共治肾阳不足之乏力、腿软无力，甘草调和诸药。

第九章
肾系疾病

● 第一节　淋证

淋证多因肾虚、膀胱湿热、气化失司、水道不利所致，以小便频急短涩、淋沥不尽，尿道刺痛，小腹拘急，痛引腰腹为主要临床表现。

一、病因病机

淋证初起多属于湿热蕴结膀胱，日久由实转虚，或者虚实夹杂。

1. 膀胱湿热　过食辛热肥甘之品，或嗜酒太过，酿成湿热，下注膀胱；或素体阳亢易酿湿生热。

2. 肝郁气滞　恼怒伤肝，气滞不宣，气郁化火，或气火郁于下焦，影响膀胱气化，则少腹作胀，小便艰涩而痛，余沥不尽而发为淋证。

3. 中寒下热　久淋不愈，耗伤正气，致中焦阳气不足、气虚下陷，复感外邪，因而小便淋沥不尽。

4. 肾阳虚　先天体质虚弱，肾气不足，或年老、久病体弱，肾阳亏虚，下元不固，不能制约脂液，脂液下泄，尿液浑浊，发为淋证。

二、辨证论治经验

虚则补之、实则泻之是治疗淋证的基本原则。实证以膀胱湿热为主者，治宜清热利湿，以八正散加减化裁治之。肝郁气滞为主者，予以柴胡疏肝散加减。中寒下热为主者，治宜温中清下，予以理中汤加味。以肾阳虚为主者，治宜补虚益肾，予以桂附地黄丸。至于淋证忌补之说，是指湿热之证而治；诸如脾虚中气下陷，肾虚下元不固，自当运用健脾益气、补肾固涩等法治之。

（一）湿热下注

武某，男，36岁，2017年6月13日初诊。

主诉：小便疼痛、频数2个月。

病史：患者2个月前过量饮酒后出现小便灼热刺痛、短数、色黄赤，少腹拘急胀痛，口苦呕恶，大便秘结。患者体形肥胖，苔黄腻，脉滑数。

辨证：湿热下注。

治法：清热利湿。

处方：八正散加减。

方药：川木通 6g　　　车前子 15g　　　瞿麦 15g　　　萹蓄 15g

| 滑石 12g | 山栀子 12g | 黄柏 15g | 炒薏苡仁 30g |
| 干姜 10g | 肉桂 6g | 金银花 15g | 炙甘草 6g |

7 剂，日一剂，早晚分服。

服药 3 剂后患者反馈诸症状明显减轻，嘱继续服药。

按语：患者素体肥胖，胖人多痰湿体质，过量饮酒加重患者体内的痰湿，痰湿郁久化热，出现小便灼热刺痛、短数、色黄赤，少腹拘急胀痛，口苦呕恶，大便秘结之湿热之象。

滑石、木通为君药。滑石善能滑利窍道，清热渗湿，利水通淋，《药品化义》谓之："体滑主利窍，味淡主渗热"；通草上清心火，下利湿热，使湿热之邪从小便而去。萹蓄、瞿麦、车前子为臣，三者均为清热利水通淋之常用品。佐以山栀子清泄三焦，通利水道，以增强君、臣药清热利水通淋之功；黄柏、金银花均可清热，尤其黄柏可清下焦湿热，肉桂防湿热之邪过盛使诸凉药不能受纳，干姜防诸药过寒伤脾胃之阳，甘草调和诸药，兼能清热、缓急止痛，是为佐使之用。全方以清利下焦湿热为主，辅以少数温阳之品防苦寒伤胃。

（二）肝郁气滞

李某，女，36 岁，2018 年 1 月 22 日初诊。

主诉：小便频数 1 周。

病史：患者 1 周前生气后出现小便频数，短涩，偶有疼痛，色黄，口苦，胁肋疼痛。苔黄，脉弦数。

辨证：肝郁气滞。

治法：疏肝解郁。

处方：柴胡疏肝散加减。

方药：柴胡 15g	白芍 20g	川芎 12g	麸炒枳壳 15g
陈皮 12g	香附 15g	黄柏 15g	金银花 20g
车前子 10g	炙甘草 6g		

3 剂，日一剂，早晚分服。

按语：患者平素易急躁，此次因生气后发病，见口苦、胁肋疼痛、脉弦可辨为肝郁气滞证。

柴胡疏肝解郁，白芍敛阴养血柔肝，枳壳破气解郁还可泻热，川芎、陈皮、香附均可疏肝理气止痛，车前子为清热利水通淋之常用品，黄柏、金银花均可清热，尤其黄柏可清下焦湿热，甘草调和诸药，全方疏肝理气兼清利湿热。

（三）中寒下热

患者王某，女性，2013年9月12日初诊。

主诉：反复小便次数多、疼痛3年，加重10天。

病史：患者3年前不明原因出现小便次数增多，小便涩滞疼痛，淋沥不已，经上海某西医院治疗症状好转，后3年间反复发作，10天前再次发作，于西医院行输液治疗后症状略有好转，但输液后出现胃冷痛、口泛清涎，不能进食，平素进食寒凉后胃脘疼痛。查体：患者疲乏，精神差，纳差，舌淡苔白，脉沉。

辨证：中寒下热。

治法：温中清下。

处方：理中汤加减。

方药：人参6g　　炒白术20g　　干姜20g　　　制附子15g

　　　黄柏10g　　白茅根15g　　炙甘草6g

3剂，日一剂，早晚分服。

二诊（2013年9月16日）：患者诉服药后小便次数减少、疼痛好转，虽胃痛好转，仍有冷感，偶有恶心。

辨证：中寒下热。

治法：温中清下。

处方：理中汤加减。

方药：人参6g　　炒白术30g　　干姜30g　　　制附子15g

　　　黄柏10g　　白茅根15g　　生姜20g　　　炙甘草6g

按语：患者反复泌尿系感染为标实，小便次数多、疼痛涩滞为湿热之邪客于下焦；临床上常见病久者为本虚，患者久病正气不足，平素进食寒凉后胃脘疼痛，输液后出现胃冷痛、口泛清涎，不能进食，可见中焦阳气受损，寒邪客于中焦；中焦为人体气血运转中枢，故治疗本病时补益中气尤为重要。

干姜大辛大热温脾阳、散寒邪；人参、白术补气健脾；生姜温中焦之寒；制附子温中阳补元阳；少予黄柏、白茅根以清利下焦热湿；炙甘草调和诸药。

（四）肾阳虚

患者王某，男性，69岁，2015年6月15日初诊。

主诉：小便频1年。

病史：患者1年前不明原因出现小便次数增多，淋沥不已，色白，夜间尤甚，伴腰腿酸软，怕冷。查体：患者疲乏，精神差，舌淡苔白，脉沉细。

辨证：肾阳虚。

治法：温补肾阳。

处方：桂附地黄丸加减。

方药：制附子24g　　桂枝24g　　肉桂6g　　熟地黄20g

山茱肉10g　　山药15g　　牡丹皮10g　　茯苓45g

泽泻20g　　菟丝子30g　　桑螵蛸20g　　炙甘草10g

按语：患者老年男性，肾阳不足，不能固摄肾气，遂小便次数增多，淋沥不已，色白，夜间尤甚。腰为肾之府，肾阳不足故腰腿酸软，怕冷。

桂附地黄丸是在六味地黄丸的基础上加了桂枝和附子的药品，附子大辛大热、为温阳诸药之首，桂枝甘温可温通阳气，肉桂温补肾阳，三药共用可大补肾阳之虚。方中熟地滋肾填精，山药补脾固精，山茱肉（山茱萸）养肝涩精，称为三补。又用泽泻清泻肾火，并防熟地黄之滋腻；茯苓淡渗脾湿，以助山药之健运，丹皮清泄肝火，并制山茱肉之温，共为经使药，谓之三泻。菟丝子、桑螵蛸既补肾阳，又能固精缩尿。炙甘草有缓补之效，同时调和诸药。

第二节　阳痿早泄

阳痿是指成年男子性交时阴茎痿软不举不能勃起，或勃起不足无法进行正常性生活的病证。不包括由于劳累、情绪、外伤等原因引起的一时性的阴茎勃起障碍。

一、病因病机

阴茎勃起与五脏密切相关：肾主藏精，司作强，出技巧，主阴器之功能；肝主疏泄，司阴器之活动；心主神明，为情欲之府，主宰阴茎之勃起；肺朝百脉，以养外肾；先天不足或恣情纵欲，房事过度，或手淫、早婚造成精气虚损、命门火衰而致阳事不举；情志不遂，思欲过度，忧思欲怒，则肝失疏泄，宗筋所聚无能，或过思多虑，损伤心脾，气血不足，宗筋失养；或大惊卒恐，伤于心肾，气机逆乱，气血不达宗筋，不能作强，则阳事不举；其中老年患者多责之于肾阳虚、肾气不足；中年患者多责之于情欲不遂、肝气不疏。另外，过食醇酒厚味，脾胃运化失常，湿热下注肝肾，经络阻滞；或久居湿地湿热外侵，蕴结肝经，下注宗筋，发为阳痿；体质肥胖者多因于此。

二、辨证论治经验

由于老年患者多责之于肾阳虚、肾气不足，故在治疗中予以桂附地黄丸加味以温补肾阳；由于中年患者多发于情欲不遂所致之肝气不疏，故以疏肝理气为主，辅温补肾阳之品，以柴胡疏肝散或四逆散为主；对于素体肥胖又湿邪阻滞于宗筋、湿热下注者，以清利湿热为主，辅以补阳药，以四妙散加味为主。

（一）肾阳虚

患者王某，59 岁，2018 年 4 月 13 日初诊。

主诉：阳事不举 3 年。

病史：患者自 3 年前起阳事觉力不从心，后逐渐加重，伴神疲倦怠，畏寒肢冷，夜尿清长，头晕耳鸣，腰膝酸软。查体：患者精神差，面色㿠白，舌淡胖，苔薄白，脉沉细。

辨证：肾阳不足。

治法：温补肾阳。

处方：桂附地黄丸加减。

方药：制附子 24g　　桂枝 24g　　　肉桂 6g　　　熟地黄 20g
　　　山萸肉 10g　　山药 15g　　　牡丹皮 10g　　茯苓 45g
　　　泽泻 20g　　　菟丝子 20g　　枸杞子 20g　　炒杜仲 20g
　　　阳起石 10g　　韭菜子 10g　　炙甘草 10g

按语：肾主藏精，司作强，出技巧，主阴器之功能。患者神疲倦怠，畏寒肢冷，夜尿清长，头晕耳鸣，腰膝酸软，为肾阳虚不能固摄肾气，不能温养腰府之症。

附子大辛大热，用于肾阳不足、阳痿滑精，或阳虚水泛、尿少水肿。桂枝甘温可温通阳气，肉桂温补肾阳，三药共用可大补肾阳之虚。熟地滋肾填精，山药补脾固精，山萸肉（山茱萸）养肝涩精，与大补肾阳之药合用，既防止辛温太过耗伤阴液，又可以达到阴中求阳之目的。泽泻清泻肾火，并防熟地黄之滋腻；茯苓淡渗脾湿，以助山药之健运；丹皮清泄肝火，并制山萸肉之温，共为经使药，谓之三泻。菟丝子、枸杞子、杜仲、阳起石、韭菜子均可补肾阳。炙甘草有缓补之效，同时调和诸药。

（二）肝郁不疏

李某，男性，32 岁，2018 年 6 月 15 日初诊。

主诉：阳事时间短 1 年。

病史：患者自 1 年前起自觉性交时间缩短，偶有硬度不够，平素工作压力大，心情抑郁，胸胁胀痛，脘闷不适，食少便溏，苔薄白，脉弦。

辨证：肝郁不疏。

治法：疏肝解郁。

处方：柴胡疏肝散或四逆散加减。

方药：柴胡 30g　　枳实 30g　　白芍 30g　　当归 30g

菟丝子 30g　　枸杞子 30g　　炒杜仲 30g　　淫羊藿 30g

香附 15g　　川芎 15g　　炙甘草 6g

按语：肝为藏血之脏，性喜条达而主疏泄，体阴用阳。若七情郁结，肝失条达，或阴血暗耗，或生化之源不足，肝体失养，皆可使肝气横逆。患者平素工作压力大，心情抑郁为肝气郁结，横逆犯胃，出现诸如食少便溏的脾胃之症。又有肝肾同源，患者肝气郁结，日久耗伤阴液，致使阴损及阳，使得肝肾阴阳俱虚，故在疏肝行气解郁基础上要调理肝肾之阴阳。

柴胡疏肝解郁，又有当归、白芍养血柔肝，尤其当归之芳香可以行气，味甘可以缓急，更是肝郁血虚之要药。枳实、香附、川芎均可理气解郁。菟丝子、枸杞子、炒杜仲、淫羊藿均为温壮肾阳之要药，炙甘草缓补、调和诸药。

（三）湿热下注

患者王某，49 岁，2018 年 3 月 21 日初诊。

主诉：阴茎痿软、阴囊湿热 2 月。

病史：患者自 2 个月前起感阴茎痿软，觉硬度不够，伴阴囊湿热，瘙痒腥臭，偶有睾丸坠胀疼痛，小便涩、灼痛，胃脘不适，泛恶口苦，舌苔黄腻，脉滑数。

辨证：湿热下注。

治法：清利湿热。

处方：四妙散加减。

方药：黄柏 15g　　　苍术 15g　　　牛膝 30g　　　炒薏苡仁 30g

　　　金银花 10g　　木瓜 10g　　　砂仁 10g　　　知母 10g

　　　续断 24g　　　菟丝子 24g　　韭菜子 10g　　枸杞子 15g

　　　决明子 24g　　炙甘草 6g

按语：四妙散原治湿热下注所致之痿证。本例患者虽无下肢痿软无力不能行走等症状，但其阴囊湿热，瘙痒腥臭，偶有睾丸坠胀疼痛，小便涩、灼痛，苔黄腻，脉滑数均可辨为湿热流注于下焦，故可予以四秒散加味。

黄柏清下焦之湿热，苍术健脾燥湿，薏苡仁健脾祛湿，牛膝补肾且可引药下行，金银花、知母均可清热，木瓜、砂仁化湿和胃，同时可舒筋，续断、菟丝子、韭菜子、枸杞子均可补肾助阳，决明子清利头目，炙甘草调和诸药。

第十章
肢体经络病证

第一节　颈椎病

颈椎病又称颈椎综合征，在中医学中又称"骨疣病"，是增生性颈椎炎、颈椎间盘脱出，继以影响颈椎间关节、韧带等组织的退行性病变，刺激和压迫颈神经根、脊髓、椎动脉和颈部交感神经等出现的一系列综合证候群。其部分症状相当于中医学的项强、颈肩痛、头痛、眩晕等。好发于 40 ～ 60 岁中老年人，但目前来看随着生活压力的增大、生活习惯的改变，发病年龄逐渐趋于年轻化，临床中多有 20 ～ 40 岁患者。本病发病缓慢，以头枕、颈项、肩背、上肢等部疼痛以及进行性肢体感觉和运动功能障碍为主症。轻者头晕，头痛，恶心，颈肩疼痛，上肢疼痛、麻木无力；重者可导致瘫痪，甚至危及生命。其病变好发于颈 4 ～ 7 之间的椎间盘。颈椎病按其受压部位的不同，一般分为神经根型、脊髓型、交感型、椎动脉型、混合型等。X 线颈椎摄片可见颈椎椎体唇样骨刺突出，小关节及椎间孔周围骨质密度增加，颈椎前突生理曲度消失。

一、病因病机

中医学认为本病因肝肾不足、筋骨失养，久病致气血郁滞使骨疣形成，痹阻经络；或感受外邪、客于经脉，经脉痹阻不通而致。西医学认为本病是由于髓核退变、弹性降低及纤维环破裂等颈椎间盘退行性变、椎间隙变窄、椎间孔相应缩小、椎体后缘唇样骨质增生等压迫和刺激颈脊髓、神经根及椎动脉而致。

二、辨证论治经验

（一）骨疣阻络

基于骨疣病是由于肾精亏虚、骨疣压迫经络、阻滞血脉所致，故以填精补肾治其本，软坚散结、活血止痛治其标，自拟骨疣汤（组成：夏枯草、王不留行、赤芍、红花、皂角刺、熟地、补骨脂、鹿角胶、巴戟天、白芍、葛根、菊花、炙甘草）加减治之。本方虽不能根除骨疣，但在缓解关节疼痛、改善关节功能、解除病人痛苦方面有显效。

患者张某，女性，50 岁，2017 年 6 月 19 日初诊。

主诉：右手憋胀，加重 1 月。

病史：患者 1 个月前吹风后出现颈项部僵硬不适，右肩背疼痛，右手憋胀、麻木，于外院诊断为颈椎间盘突出症，行针灸、拔罐治疗后颈项部僵硬不适，右肩背疼痛、右手麻木基本消失，遗留右手憋胀未能减轻，遂来我处就诊。查体：患者颈项部、右肩无压痛，右侧牵拉试验阳性，右手憋胀，舌暗苔白，脉细涩。

辨证：骨疣阻络。

治法：活血化瘀，祛疣通络。

处方：骨疣汤加减。

方药：

夏枯草 15g	皂刺 15g	红花 6g	王不留行 24g
赤白芍各 15g	葛根 30g	熟地 15g	补骨脂 15g
天麻 10g	桂枝 15g	菊花 10g	鹿角胶 10g
巴戟天 10g	炙甘草 10g		

7 剂，日一剂，早晚分服。

二诊（2017 年 6 月 19 日）：患者诉右手憋胀情况明显减轻，效不更方，再予前药 5 剂以巩固疗效。

按语：患者虽右手憋胀月余，但细细询问得知近 5 年间反复颈项部不适，右手麻木，偶有头晕；患者年过七七，太冲脉衰，肝肾之阴不足，不能滋养骨络，病程迁延，久病必瘀，故自拟骨疣汤以补益肝肾、化瘀通络。方中夏枯草可散结通络，在《滇南本草》中记载"治手足周身筋骨酸痛"；王不留行、赤芍、红花均可化瘀通络，去增生之骨疣；皂角刺可祛风、散结；熟地、补骨脂、鹿角胶、巴戟天均可补益肝肾，滋阴通络；白芍可柔肝敛阴；葛根祛风通络止痉；菊花可清热；炙甘草调和诸药。

（二）气虚血滞

患者张某，女性，43 岁，2017 年 6 月 19 日初诊。

主诉：双上肢无力 2 年，加重 1 周。

病史：患者 2 年前劳累后出现双上肢无力，于某医院诊断为颈椎间盘突出症，经输液、口服药物治疗后好转，1 周前劳累后再次出现双上肢无力，偶有头晕，平素月经量少有块、痛经。查体：患者精神差、疲乏，纳呆，双上肢力弱，舌暗有瘀斑，脉沉涩。

辨证：气虚血滞。

治法：益气活血，化瘀通络。

处方：黄芪桂枝五物汤加减。

方药：

黄芪 75g	桂枝 15g	赤白芍各 20g	鸡血藤 30g
当归 10g	川芎 10g	全蝎 5g	葛根 30g
牛膝 30g	砂仁 15g	木瓜 10g	桃仁 30g
益母草 45g	炙甘草 10g		

7 剂，日一剂，早晚分服。

按语：患者平素精神差、疲乏，月经量少有块、痛经，舌暗有瘀斑，脉沉涩，均为气虚血瘀之象。予以黄芪桂枝五物汤加减以益气活血、通经活络。

黄芪补气、固表、益胃；桂枝温通经脉，赤芍、鸡血藤、当归、川芎、桃仁、全蝎活血通络、益气通经；砂仁、木瓜化湿和胃；益母草温经散寒通络；白芍柔肝阴；牛膝可滋肝肾之阴而壮骨；葛根升阳、止痉；炙甘草调和诸药。

第二节　腰痛

腰痛是指因外感、内伤或跌仆扭伤所致的以腰部酸痛或疼痛不适为主要症状的一种病症。

一、病因病机

暴力扭转、体位不正、强努作力、坠堕闪挫等导致腰部经络阻滞不通，气血运行不畅，瘀血留着而发生疼痛。久居潮湿之地，或劳汗当风，或冒雨着凉，风、寒、湿、热邪气入侵，阻滞经络，气血运行不畅而发生疼痛。先天禀赋不足，或久病体虚，或年老体衰，或房事不节，以致肾精亏虚，肾府失养，发为腰痛。

二、辨证论治经验

在临床中常见的腰椎间盘突出症、腰肌劳损均属于腰痛范畴，故对于所遇到的腰椎间盘突出症导致的疼痛亦可用骨疣汤治疗，前文已做论述，以下就不再赘述。对于所遇瘀血阻络者多用身痛逐瘀汤加减以祛瘀通络；湿着肾府者予以甘草干姜白术茯苓汤以祛肾府之湿邪；肾阳不足者常以肾气丸温补肾阳；肝肾不足者以独活寄生汤加减以滋补肝肾、祛风通络。

（一）瘀血腰痛

患者田某，男性，37 岁，2016 年 10 月 13 日初诊。

主诉：腰部疼痛 3 天。

病史：患者 3 天前骑电动车摔倒，当时觉腰部扭伤，活动稍有不利，3 天来腰部疼痛，痛处固定、拒按，偶有针刺感，日轻夜重，自行贴敷膏药未见明显改善，遂来就诊。行 X 线检查未见明显异常。查体：患者腰部压痛，舌有瘀斑，脉弦涩。

辨证：瘀血阻络。

治法：活血化瘀，通络止痛。

处方：身痛逐瘀汤加减。

方药：

牛膝 20g	地龙 6g	秦艽 10g	川芎 12g
羌活 10g	当归 20g	五灵脂 6g	没药 6g
桃仁 10g	红花 10g	杜仲 20g	续断 20g
炙甘草 6g	香附 12g		

3 剂，日一剂，早晚分服。

按语：患者跌仆闪挫，痛处固定、拒按，偶有针刺感，日轻夜重，为瘀血阻络之象，舌有瘀斑，脉弦涩为淤血阻络之舌脉，法当逐瘀止痛，活血祛风。

桃仁、红花、当归、川芎活血逐瘀为主；没药、灵脂化瘀止痛；羌活、秦艽、牛膝、地龙祛风通络；香附行气活血，杜仲、续断补肾强骨，甘草调和诸药。诸药合用则有活血祛瘀、祛风止痛之功。

（二）湿着肾府

患者李某，男性，45 岁，2016 年 8 月 20 日初诊。

主诉：反复腰部疼痛 1 年，加重 1 天。

病史：患者 1 年前由于天气炎热洗冷水澡后腰部冷痛，转侧不利，逐渐加重，自行贴敷膏药治疗后症状好转，但每遇阴雨天则反复发作，1 天前吹空调后腰部酸痛，痛处喜温，得热则减，苔白腻而润，脉沉紧或沉迟。

辨证：湿着肾府。

治法：祛湿散寒，通络止痛。

处方：甘姜苓术汤加减。

方药：炙甘草 10g　　白术 45g　　干姜 20g　　茯苓 45g

制附子 15g　　　牛膝 20g　　　　菟丝子 20g

3 剂，日一剂，早晚分服。

二诊（2016 年 8 月 25 日）：患者诉服上药后症状稍有减轻，考虑患者反复发作 1 年，腰为肾之府，加以补肾之品以补肾健骨。

处方：炙甘草 10g　　　白术 45g　　　干姜 20g　　　茯苓 45g

　　　制附子 15g　　　杜仲 20g　　　牛膝 30g　　　枸杞 20g

　　　菟丝子 24g

7 剂，日一剂，早晚分服。

按语：甘草干姜茯苓白术汤出自张仲景《金匮要略·五脏风寒积聚病脉证并治》篇："肾着之病，其人身体重，腰中冷，如坐水中，形如水状，反不渴，小便自利，饮食如故，病属下焦，身劳汗出，衣里冷湿，久久得之，腰以下冷痛，腹重如带五千钱，甘姜苓术汤主之。"患者 1 年前腰部冷痛，转侧不利，逐渐加重，又于 1 天前吹空调后腰部酸痛，痛处喜温，得热则减，为寒湿侵袭腰府之证。

干姜、甘草散寒暖中；茯苓、白术健脾渗湿。脾主肌肉，司运化水湿，脾阳不振，则寒湿留着腰部肌肉，故用暖土胜湿法，使寒去湿化，则诸症自解。笔者临证，常用此方辨证加减后治疗寒湿腰痛，效果颇著。如加桂枝、牛膝温经通络；加杜仲、桑寄生、续断补肾强腰；寒邪偏胜，冷痛为主，拘急不舒，则加附片以温肾祛寒；若湿邪偏盛，则痛而沉着为著，苔厚腻则加苍术以燥湿散邪；若腰痛左右不定，或上下游走，是兼有风邪，则用本方合独活寄生汤加减，以祛风活络，补益肝肾。若患者年高体弱或久病不愈，势必伤及肾阳，兼见腰膝酸软、脉沉无力等症，治当散寒行湿为主，兼补肾阳，酌加补骨脂、菟丝子以助温阳散寒。

（三）肾阳虚

患者高某，男，64 岁，2017 年 3 月 21 日初诊。

主诉：腰部酸痛 2 月。

病史：患者 2 个月前无明显诱因出现腰部酸软无力、疼痛，局部发凉，喜温喜按，劳累后加重，常反复发作，缠绵不愈。查体：面色㿠白，畏寒肢冷，舌质淡，脉沉细无力。

辨证：肾阳不足。

治法：温补肾阳，通络止痛。

处方：桂附地黄丸加减。

方药：熟地黄20g　　山药20g　　　山萸肉12g　　云苓90g

泽泻10g　　　丹皮15g　　　制附子30g^{先煎1小时}

肉桂6g　　　杜仲20g　　　牛膝20g　　　炙甘草6g

按语：患者老年男性，肾气已衰，肾阳不足。腰部酸软无力反复发作，缠绵不愈。桂附地黄丸治证皆由肾阳不足所致。腰为肾府，肾为先天之本，中寓命门之火。命门真阳即肾间动气，肾阳不足，不能温养下焦，故腰痛脚软，常有冷感，且喜暖。治宜补肾助阳为法，故方中重用熟地黄滋阴补肾为君药。臣以山茱萸、山药补肝脾而益精血；加以附子、桂枝之辛热，助命门以温阳化气。君臣相伍，补肾填精，温肾助阳，乃阴中求阳之治。从用量分析，补肾药居多，温阳药较轻，其立方之旨，又在微微生火，鼓舞肾气，取"少火生气"之意，而非峻补。又配泽泻、茯苓利水渗湿泄浊，丹皮清泄肝火，杜仲、牛膝补肾助阳，同时牛膝可引药下行归于肾府。诸药合用，温而不燥，滋而不腻，助阳之弱以化水，滋阴之虚以生气，使肾阳振奋，气化复常，则诸症自除。

（四）肝肾不足

李某，男，32岁，2015年12月24日初诊。

主诉：反复腰腿酸痛4年，加重1月。

病史：患者4年前无明显诱因出现腰部酸软、疼痛，缠绵不愈，反复发作。曾于西医院诊治，诊断为腰肌劳损。1个月前上述症状加重，遂来就诊。查体：患者腰部酸痛，心烦少寐，口燥咽干，面色潮红，手足心热，舌红少苔，脉弦细数。

辨证：肝肾阴虚。

治法：补益肝肾，通络止痛。

处方：独活寄生汤加减。

方药：独活15g　　桑寄生20g　　杜仲20g　　牛膝20g

细辛6g　　　秦艽6g　　　茯苓15g　　肉桂15g

防风6g　　　川芎12g　　　熟地黄20g　　草薢15g

威灵仙15g　　砂仁10g　　　炙甘草6g

按语：独活寄生汤证为风寒湿邪日久不愈，以致损伤肝肾，耗伤气血所致。肾主骨，腰为肾之府。肝主筋，膝为筋之会。肝肾不足，气血亏虚，筋骨失养，故肢节屈伸不利。患者腰部酸痛，心烦少寐，口燥咽干，面色潮红，手足心热，舌红少苔，脉弦细数，为肝肾阴虚之证。治宜祛风湿，止痹痛，益肝肾，补气血，祛邪与扶正兼顾。方中独活辛苦微温，长于祛下焦风寒湿邪，蠲痹止痛。防风、秦艽祛风胜湿；肉桂温里祛寒，通利血脉；细辛辛温发散，祛寒止痛。佐以寄生、牛膝、杜仲补益肝肾，强壮筋骨；地黄、川芎养血活血；茯苓、砂仁补气健脾和胃。萆薢、威灵仙祛风通络止痛；甘草调和诸药。本方配伍特点是以祛风寒湿药为主，辅以补肝肾、养气血之品，邪正兼顾，有祛邪不伤正、扶正不碍邪之意。诸药相伍，使风寒湿邪俱除，气血充足，肝肾强健，痹痛得以缓解。